Rudolf Steiner Von Paracelsus zur Misteltherapie

Rudolf Steiner

Von Paracelsus zur Misteltherapie

Vier Vorträge über Medizin

Herausgegeben und mit einem Vorwort
von Frank Meyer

RUDOLF STEINER
VERLAG

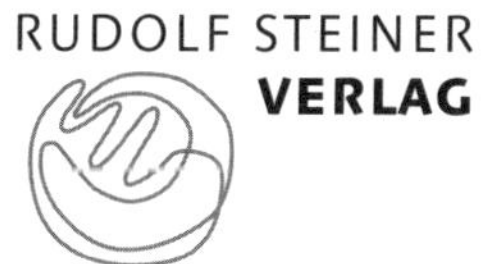

1. Auflage 2020

Einbandgestaltung: Finken & Bumiller, Stuttgart
Satz: Satz für Satz, Wangen im Allgäu
Druck und Bindung: Buch Theiss GmbH, St. Stefan im Lavanttal
Printed in Austria

ISBN: 978-3-7274-5421-9
www.steinerverlag.com

INHALT

EINFÜHRUNG

Anthroposophische Medizin ist heute weithin anerkannt und verbreitet. Als integrative, ganzheitliche Medizin basiert sie auf dem, was Rudolf Steiner zusammen mit der Ärztin Ita Wegman vor hundert Jahren als Erneuerung der Medizin angestrebt hat. Und doch reicht sie in ihren Wurzeln viel weiter zurück; sie ist die zeitgemäße, moderne Blüte eines Entwicklungsstrangs in der Bewusstseinsgeschichte der Menschheit, der, in archaischen Kulturen gründend, so manche Wandlung durchlaufen hat, der immer wieder, wie derzeit auch, vor großen Herausforderungen stand und der weit in die Zukunft reicht. So weist die Anthroposophische Medizin in beide Richtungen, Vergangenheit und Zukunft, über sich selbst hinaus und ist in einem kontinuierlichen Strom spirituellen Lebens zu Hause. Von diesem Strom und von der modernen Praxis der Anthroposophischen Medizin handeln die vier medizinischen Vorträge von Rudolf Steiner, die hier erstmalig zusammen in einem Band veröffentlicht werden.

Die Vorträge wurden 1906 und 1924 gehalten, vor ganz unterschiedlichem Publikum – im April 1906 im Rahmen einer öffentlichen Vorlesungsreihe im Berliner Architektenhaus, im Oktober 1906 vor Mitgliedern der Theosophischen Gesellschaft und im August 1924 in London vor einem medizinischen Fachpublikum – und in weit auseinanderliegenden Schaffensphasen Rudolf Steiners. Dennoch bauen die Vorträge, liest man sie in dieser Zusammenstellung, aufeinander auf und bilden ein

Ganzes. Sie gehen von geisteswissenschaftlichen Einblicken in urferne Zeiten aus, in denen die Menschen, mit einem archaischen, magischen oder mythischen Bewusstsein ausgestattet, noch in einer Art Urverbundenheit mit dem Kosmos lebten, aus dieser Einheit heraus Gesundheit und Krankheit erlebten und, wo nötig, Erkrankungen auch behandelten. Hinter den physischen Erscheinungen des Menschen und der außermenschlichen Natur sahen sie seelische und geistige Kräfte am Wirken, und aus instinktiver Erkenntnis heraus fanden sie geeignete Mittel, um im Einzelfall zu helfen.

Als eine Persönlichkeit, die noch über einen solchen ursprünglichen Zugang zur geistigen Welt verfügte, wird in den Vorträgen vom April und Oktober 1906 der in der Schweiz gebürtige Arzt und Gelehrte Paracelsus (Theophrastus von Hohenheim, 1493–1541) dargestellt. Er kann als letzter großer Vertreter der alten intuitiven Medizin in Europa gelten. Paracelsus verfügte über Fähigkeiten, die heute neu errungen und wieder in die Medizin eingeführt werden müssen, wenn diese nicht bei der Erforschung physischer Einzelheiten stehen bleiben will. Ihm war noch ein ganzheitlicher Blick auf den Menschen zu eigen, der neben dem Materiellen auch das Geistige erfasste, der nicht auf die isolierte physische Existenz gerichtet war, sondern den Zusammenhang des Menschen mit der Natur bis in kosmische Dimensionen hinein zu erkennen suchte. So kann Paracelsus am Ende des Mittelalters, in der Morgendämmerung der Neuzeit einerseits als Repräsentant einer uralten Bewusstseinsverfassung angesehen werden, andererseits war er mit modernem Selbstbewusstsein und Forschergeist ausgestattet. Das lässt ihn, bei aller Fremdheit vieler seiner Texte, heute noch modern erscheinen. Auch dass Paracelsus sich stärker dem einfachen Volk, das noch über ein «ursprüngliches Naturgefühl» verfügte, verbunden fühlte als seinen belesenen, ‹verkopften› universitären Kollegen, die ihn vielfach verachteten und verhöhnten, kann ihn uns ans Herz wachsen lassen. Paracelsus war ein Rebell, ein Outlaw, der sich, mitunter lautstark, über akademische Konventionen hinwegsetzte und den Wert der Volksheilkunde gegenüber der akademischen Medizin erkannte. Insofern er in beiden Welten zu Hause war, kann man ihn als ersten Vertreter einer integrativen Medizin in Europa ansehen. Rudolf Steiner, der diesen ganzheitlichen Impuls aufgriff und die besten medizinischen Traditionen seiner Zeit von der Universitätsmedizin bis hin zur Homöopathie zusammenführte, sie weiterentwickelte und ihnen mit der Anthroposophie als Verständnisgrundlage ein geistiges Zuhause gab, kann als Vollender der Bestrebungen des Paracelsus gelten. Wie viel Anthroposophie bereits im Werk von Paracelsus steckt, wird am Beispiel der von Paracelsus beschriebenen und von Rudolf Steiner in seinem Vortrag vom 26. April 1906 ausführlich referierten Wesensglieder deutlich (vgl. S. 26ff.). 1920 hat Steiner dann mit der Begründung der Anthroposophischen Medizin das Werk von Paracelsus auf eine ganz neue Stufe gehoben. Dies geschah gemeinsam mit Ita Wegman und vielen anderen Fachleuten, medizinischen wie pharmazeutischen.

Heute stehen uns viele Früchte dieser Entwicklung zur Verfügung. Wenn wir auf all die anthroposophischen Kliniken und Arztpraxen, Therapeutika und Arzneimittelbetriebe blicken, wenn wir auf das reichhaltige anthroposophische Arzneimittel-Sortiment in den Apotheken schauen, dann bietet sich uns ein Bild von enormer Vielfalt und Breite, und wir können die Anthroposophische Medizin dankbar als eine große Bereicherung der medizinischen Kultur des 20. und 21. Jahrhunderts entgegennehmen. Zugleich ist sie immer wieder aufs Neue umkämpft. Eine «Vertiefung in das Geistesleben, namentlich in die geistigen Kräfte und Wesenheiten, die der Natur zugrunde liegen», erscheint in unserer weiterhin materialistisch dominierten Kultur vielen Zeitgenossen als Zumutung. Das gilt vor allem für diejenigen, die nicht auf den Menschen als sich entwickelndes Wesen setzen, die dem Menschen nichts zutrauen, schon gar keine spirituelle Entwicklung. Sie haben Schwierigkeiten, anzuerkennen, dass es in der Medizin nicht nur auf intellektuelle Erkenntnis, auf Messungen und Analysen ankommt, die man auch an einen Computer, an eine künstliche Intelligenz übertragen kann. Doch nicht um das bloße Wissen geht es, es kommt vielmehr auf die «innere Lebenshaltung» an, wenn man im Sinne des Paracelsus und der Anthroposophischen Medizin therapeutisch tätig sein will. Diese baut nicht nur auf Fakten und Fertigkeiten, sondern darauf, dass man seine Seele umwandelt und neue Kräfte entwickelt, indem man selbst «ein ganz anderer Mensch» wird. Nicht aus dem Gewordenen, sondern aus dem Werdenden erwachsen die neuen Heil- und Erkenntniskräfte, um die es in diesem Buch geht.

In den ersten beiden der hier abgedruckten Vorträge werden bereits zahlreiche Beispiele gegeben, wie diese zukünftige Medizin aussehen könnte. Steiner-Enthusiasten kann es freuen, wie früh Rudolf Steiner konkrete und umfassende Vorstellungen von der Anthroposophischen Medizin der Zukunft hatte. Dass er dieses Thema so gezielt über einen langen Zeitraum verfolgte, bevor 1920 dann der erste Vortragskurs für Mediziner stattfand, zeigt, wie wichtig Steiner diese neue spirituelle Heilkunst war. So finden wir schon 1906 keimhafte Ansätze zu einer anthroposophischen Psychosomatik, wenn – und das ist spannend zu lesen – untersucht wird, wie körperliche und seelische Tätigkeiten einander entsprechen, wie sie zusammenhängen und sich gegenseitig beeinflussen: die Verdauung mit der Denktätigkeit, die Herz- und Kreislauftätigkeit («Bluttätigkeit») mit dem Willen und Begierdenleben, die Atmung mit dem Gefühls- und Sinnesleben, die Fortpflanzungstätigkeit mit dem Visionären. Erst in den letzten Jahren hat sich die Medizin solchen systemübergreifenden Zusammenhängen gewidmet und beispielsweise herausgefunden, dass die Verdauungstätigkeit durch Beeinflussung der den Darm besiedelnden Bakterien (des Mikrobioms, früher auch «Darmflora» genannt) eine wichtige Rolle bei der Bildung von Botenstoffen für das Gehirn und damit für die seelische Gesundheit spielt. Bei Störungen dieser «Darm-Hirn-Achse» werden psychische Erkrankungen wie Aufmerksamkeitsstörungen, Depressionen, Angstzustände und Psychosen begünstigt – bis hin zu neurologischen Erkrankungen wie Demenz, Alzheimer und Parkinson, aber auch Schlagfall und Multiple Sklerose. Steiner hat das schon vor hundert Jahren erkannt.

Wenn Rudolf Steiner mit Blick auf die genannten seelisch-körperlichen Zusammenhänge die Bedeutung von Konzentration und Meditation hervorhebt, um die Gesundheit der Organe zu fördern, indem gestärkt wird, «was hinter dem Organ als dessen Erbauer steht», nämlich das Geistige, dann wirkt das wie ein Vorgriff auf den Boom meditationsgestützter und achtsamkeitsbasierter Methoden, der zur letzten Jahrtausendwende als Prophylaxe und begleitende Therapie von vielen Zivilisationserkrankungen eingesetzt hat. Auch hier war Steiner seiner Zeit weit voraus.

Des Weiteren finden sich differenzierte, anregende und undogmatische Ausführungen zu Nahrungs- und Genussmitteln (Bohnen, Zucker, Kaffee, Tee) sowie zum

Vegetarismus: «Es genügt nicht, sich von Früchten zu ernähren, damit einem die höchsten Gebiete des geistigen Lebens erschlossen werden.» – Wir lernen, warum Freude an geistigen Dingen gesundend auf die Organe wirkt und weshalb es nicht darum geht, *zurück* zur Natur zu wollen und sich an die *gewordene* Natur zu wenden, sondern vielmehr darum, neue Produkte im Einklang mit der *werdenden* Natur zu erzeugen, wie das später von anthroposophischen Firmen unternommen wurde.

Die beiden Vorträge von 1906 sind eine wahre Fundgrube, und auch nach mehrfachem Lesen gibt es immer wieder Neues zu entdecken. Rund achtzehn Jahre später sprach Rudolf Steiner in London erneut über die Bewusstseinsentwicklung, die zur Anthroposophischen Medizin hinführt. Diese wurde 1924 bereits fleißig praktiziert, namentlich in der 1921 eröffneten Klinik von Dr. Ita Wegman, Steiners treuer medizinischer Weggefährtin, die ihn auch auf der Reise begleitete und die in den Vorträgen mehrfach erwähnt wird. In den Vorträgen geht es darum, dass man wissenschaftlich ernst genommen sein will, zugleich aber betont Steiner, wie schwer es die spirituelle Medizin hat, seit an den Universitäten der Rationalismus überhandgenommen hat, der zwar die Entwicklung logischer Fähigkeiten vorangebracht, aber alles Nichtmaterielle aus der Medizin ausgetrieben hat. Die Anthroposophische Medizin führt, so Steiner, gerade nicht zurück ins «Nebulös-Mystische», wie das häufig unterstellt wird, sondern sie will «in vollbewusster Weise anstreben, was in alten, primitiven Zeiten instinktiv angestrebt worden ist». Mit anderen Worten: Anthroposophie will nicht zurück zum Prärationalen, sondern hin zu einem Transrationalen. So erst ist es möglich, «die Medizin in engsten Zusammenhang zu bringen mit dem spirituellen Schauen», ohne dabei das wissenschaftliche Denken zu verlassen und ohne sich in Widerspruch zu stellen zu dem, «was man heute als wissenschaftliche medizinische Auffassung hat». Heutzutage werden in anthroposophischen Praxen und Kliniken naturwissenschaftlich und spirituell begründete Vorgehensweisen integriert, ohne miteinander in Konflikt zu geraten. So wird beispielsweise ein Beinbruch mit einem Cast-Verband oder einer Operation versorgt, zur Vorbeugung von Blutgerinnseln (Thromboseprophylaxe) ein schulmedizinisches Mittel verordnet und zum Abschwellen sowie zur Schmerzlinderung Arnika-Globuli oder Beinwell zur Schmerzlinderung und Förderung der Knochenheilung. Das alles aus einer Hand zur Verfügung stellen zu können, ist eine Stärke der Anthroposophischen Medizin und der in ihr ausgebildeten Ärztinnen und Ärzte. Ich bin mir sicher, Paracelsus hätte seine Freude an der Anthroposophischen Medizin heute.

Während der erste der beiden 1924 in London gehaltenen Vorträge Steiners in erster Linie Methodisches und Grundlegendes behandelt, wird im zweiten die Bedeutung einer ganzheitlichen, spirituellen Medizin anhand konkreter Beispiele dargestellt und untermauert. Es geht dabei vor allem um zwei Krankheitsgruppen, die bis heute nicht an Bedeutung verloren haben, sondern im Gegenteil im Zunehmen begriffen sind: Erkrankungen der Schilddrüse (dargestellt am Beispiel einer Schilddrüsenüberfunktion, des sogenannten Morbus Basedow) und Krebserkrankungen. Deren Behandlung wird exemplarisch beschrieben, anhand einer mineralischen und einer pflanzlichen Substanz: Cuprit für die Schilddrüsenüberfunktion und Mistelextrakt als Mittel gegen Krebserkrankungen. Beide sind aus anthroposophischer Sicht jeweils die Hauptarzneimittel für diese Leiden. Noch viele weitere konkrete Fragen und auch Diagnosen werden in dem Vortrag angesprochen: der Sinn der Kinderkrankheiten etwa, Rachitis und Sklerose. Durch den Vergleich der Wirkungen, die mineralische, pflanzliche, tierische und vom Menschen stammende Arzneimittel auf die Wesensglieder des Menschen haben, und durch die Erörterung von Grundfragen wie der Polarität von Quarz und Kohlensäure wird um ein tieferes Verständnis für die Prinzipien der anthroposophischen Heil- und Arzneimittelherstellung geworben. Obwohl vor Fachleuten – Ärztinnen, Medizinern und Medizinstudenten – gehalten, sind die Londoner Vorträge eine allgemeinverständliche Einführung in die Anthroposophische Medizin, und sie sind daher einem breiten Publikum ebenso zu empfehlen, wie sie Ärztinnen und Ärzten, die neu an die Anthroposophische Medizin herankommen, zur Orientierung dienen können.

Gerade an den oben genannten und in den Vorträgen ausführlich behandelten Krankheiten wird deutlich, wie aktuell die Sichtweise und die Behandlungsmethoden der Anthroposophischen Medizin sind. Schilddrüsenerkrankungen werden heutzutage so oft diagnostiziert, dass Schilddrüsentabletten die am häufigsten verordneten Arzneimittel in Deutschland überhaupt sind. Und trotz der tonnenweise verschriebenen Medikamente lassen sich viele Betroffene nicht so gut einstellen, dass sie mit ihrer Situation zufrieden wären und sich vergleichbar wohlfühlten wie vor Beginn der Erkrankung, selbst wenn ihre Laborwerte wieder normal sind. Von den sie behandelnden Ärzten werden sie dann häufig weggeschickt oder nicht mehr ernst genommen. Und so suchen sie oftmals anthroposophische Praxen auf, um dort mit ergänzenden und in manchen Fällen auch alternativen Methoden behandelt zu werden, zumeist mit anthroposophischen Arzneimitteln, aber auch unter Einbeziehung von Kunsttherapie und anderen nichtmedikamentösen Therapieformen.

Die massive Zunahme der Krebserkrankungen seit dem Ende des 20. Jahrhunderts lässt immer mehr Erkrankte nach neuen Wegen suchen, nicht nur den Tumor zu behandeln, sondern zugleich ihre Situation besser zu verstehen und sich selbst zu stärken, auch um die Therapienebenwirkungen der konventionellen Medizin abzuschwächen. Hier hat sich in allen Krebsstadien, beginnend bei der Vorbeugung, über die adjuvante Behandlung in Kombination mit allen denkbaren schulmedizinischen Krebstherapien bis hin zur Palliativmedizin, die Therapie mit Mistelextrakten sehr bewährt, weil sie nicht nur gegen das Tumorgewebe gerichtet ist, sondern Mistelpräparate auch das Immunsystem aktivieren, wie das keine andere Pflanze, kein anderes Naturheilmittel vermag. In dem Vortrag vom 29. August 1924 in London findet sich eine der schönsten Darstellungen der Misteltherapie überhaupt. Steiner berichtet hier, wie «dem Baum entrissene» Lebenskräfte durch die Mistelspritzen in den Menschen übergeführt werden, um dort die seelisch-geistigen Kräfte zu stärken, was sich wiederum körperlich auswirkt – im günstigsten Fall mit dem Erfolg, das Tumorwachstum aufzuhalten oder gar den Zerfall der Krebsgeschwulst zu bewirken. Gerade an diesen hochgradig aktuellen Beispielen wird deutlich, dass die Anthroposophische Medizin nicht nur etwas theoretisch und bewusstseinsgeschichtlich Faszinierendes ist, sondern auch etwas ungemein Praktisches. Sie ist maßgeschneidert für die heutigen Zivilisationskrankheiten, und noch längst sind nicht alle Möglichkeiten, mit ihren Mitteln und Methoden Leiden zu lindern oder zu heilen, ausgeschöpft. Erst wenn sich der Blick auf ihren Zeiten überspannenden Entwicklungsbogen mit dem konkreten

Verständnis ihrer praktischen Möglichkeiten hier und heute vereint, können wir ihr gerecht werden. Diesem Zweck will der vorliegende Band dienen.

Frank Meyer

PARACELSUS

Vortrag, Berlin, 26. April 1906

Es ist gewiss reizvoll, sich in die Vergangenheit zu vertiefen und ein wenig Umschau zu halten bei den großen Geistern, die uns vorangegangen sind. Bei der Persönlichkeit, von der wir heute sprechen wollen, kommt aber noch etwas ganz anderes als der Reiz geschichtlicher Betrachtung als Gesichtspunkt in Betracht. Es kommt bei Paracelsus vielmehr darauf an, dass er den Menschen von heute noch sehr, sehr viel geben kann. Und gerade eine Bewegung der geistigen Erforschung der Dinge, wie es die Geisteswissenschaft ist, ist ganz besonders geeignet, den Schatz zu heben, den Geist der Erkenntnis, der Naturerforschung und -erleuchtung, der bei Paracelsus verborgen liegt. Zwar wendet sich mehr oder weniger die Tagesforschung heute auch Geistern wie Jakob Böhme, Paracelsus und andern dieser Zeit des ausgehenden Mittelalters zu. Allein die Betrachtungsweise unserer gegenwärtigen Wissenschaft ist doch so verschieden von dem Geist, dem Standpunkt eines Mannes wie Paracelsus, dass sie, im wahrsten Sinne des Wortes, ihm doch nicht gerecht werden kann.

Paracelsus muss nämlich in einer andern Art begriffen werden, als es gewöhnlich geschieht, wenn man sich heute in einen Geist der Vergangenheit vertieft. Man muss ein lebendiges Gefühl empfinden für den Gegenstand und die Richtung des Denkens, denen er sich hingegeben hat. Das ist in gewisser Beziehung eine solche

Vertiefung in das Geistesleben, namentlich in die geistigen Kräfte und Wesenheiten, die der Natur zugrunde liegen, und das kann nur eine Betrachtungsweise, wie es die geisteswissenschaftliche ist. Einer interessanten Zeit gehört Paracelsus schon an. Es war die Zeit von 1493 bis 1541, in der er lebte, die entweder eben hinter sich hatte oder noch mitten darinstand in dem, was wir das Heraufkommen des Bürgertums nennen. Das übte im Grunde genommen auf das ganze Geistesleben einen bedeutsamen Einfluss aus.

Zwei Stände nur kamen für das tonangebende Geistesleben vor dem Herankommen des Bürgerlebens in Betracht: Adel und Geistlichkeit. Nachdem das Bürgertum heraufkam, war die Geisteskultur außerordentlich viel mehr auf die Einzelpersönlichkeit und deren Tüchtigkeit gebaut als vorher, wo auf der einen Seite innerhalb des Adeltums die Blutsverwandtschaft, die Stammeszugehörigkeit über den Wert des Menschen und seine Stellung, die er in sozialer Beziehung einnehmen sollte, mitsprachen, wo nicht das allein, was der einzelne Geistliche aus sich selbst schuf, hinter ihm stand, sondern wo hinter dem Einzelnen die ganze Kraft und Geisteskultur der Kirche stand. Die stand als ein Ganzes hinter der einzelnen Persönlichkeit. Erst in der Zeit des Bürgertums war die Leistung des Einzelnen auf die persönliche Tüchtigkeit des Einzelnen gebaut. Daher wird auch alles, was uns in dieser Zeit des ausgehenden Mittelalters, des heranwachsenden Bürgertums begegnet, so, dass es einen persönlichen Charakter bekommt, dass die Persönlichkeit sich viel mehr einsetzen muss. Viele solcher Persönlichkeiten könnten wir anführen, die so ihre ureigensten Kräfte damals einsetzen mussten.

Eine der merkwürdigsten und interessantesten Persönlichkeiten ist eben Paracelsus. Auch andere Dinge kamen noch in Betracht in der Zeit, in der er lebte. Das war unmittelbar in der Zeit, als der Schauplatz der Völker sich ungeheuer erweiterte, als die großen Entdeckungen ferner Länder gemacht wurden, in der Zeit, als die eben erst erfundene Buchdruckerkunst dem Geistesleben ganz andere Richtungen und Strömungen angewiesen hatte, als das früher der Fall war. All dieses, das sozusagen für uns das Grundtableau abgibt, ist das Tableau, aus dem heraus sich erhebt diese Persönlichkeit des Theophrastus Paracelsus. Zu alledem kommt hinzu, dass wir es in ihm selbst mit einer selten markanten Persönlichkeit zu tun haben, mit einer Persönlichkeit von revolutionärem Charakter im geistigen Sinne. Er war eine Persönlichkeit, die sich bewusst war, was früher auf den Gebieten des Geisteslebens geleistet worden war und wie sehr ihr eigenes Werk davon abstach.

Um zu verstehen, was Paracelsus gewesen ist, muss man den ganzen Grundcharakter seines Wirkens als Arzt und als Philosoph betrachten und ihn, wie er diese beiden Seelencharaktere miteinander vereinigte, als Theosoph erfassen. Ganz einheitlich war sie, diese Persönlichkeit. Mit genialem Blick suchte er den Bau des Weltgebäudes zu erfassen. Sein erstaunender Blick schaute hinauf zu den Geheimnissen der Sternenwelt, vertiefte sich in den Bau der Erde und namentlich auch in den Bau des Menschen selbst. Dieser genialische Blick drang ein auch in die Geheimnisse des geistigen Lebens. Ebenso sehr war er Theosoph, indem er versuchte, das Wesen der astronomischen Erkenntnisse und zugleich das Wesen der Anthropologie, der Lehre von dem Menschen im Zusammenhang mit der Lehre von allen Lebewesen zu umfassen. Nichts war in diesem Menschen bloße Theorie, alles war unmittelbar so, dass es auf die Praxis abgesehen war, unmittelbar so, dass das Heil, die geistige und physische Gesundheit des Menschen dasjenige war, wozu er alles verwenden wollte, was er wusste. Und er wusste von Gott und den Sternen, den Menschen, Tieren, Pflanzen und Mineralien. Das gibt seinem Wirken, Denken und Forschen die große, gewaltige Einheit. Das zeigt ihn uns wie aus einem einzigen Stück Holz scharf geschnitten. So steht er vor uns als eine ursprüngliche, elementare Persönlichkeit.

Zwei Richtungen gab es für ihn auf dem Gebiete, auf das es ihm vorzugsweise ankam, auf dem Gebiete der Arzneikunst. Die eine knüpfte an den alten griechischen Arzt Hippokrates an, die andere an Galenos. Der Vater der Medizin, Hippokrates, stand vor ihm wie ein großes Ideal. Der heutige Gelehrte kann weder dem, was jener Grieche war, noch auch dem, was Paracelsus in ihm sah, gerecht werden. Es nimmt sich heute gewiss recht problematisch aus, wenn wir hören, dass im Sinne dieser Medizin dasjenige, was den Menschen zusammensetzt, unterschieden wurde in schwarze Galle, weiße Galle, Blut und Schleim, Säfte, vier Säfte, die wiederum einen gewissen Bezug haben sollten zu Erde, Wasser, Luft und Feuer. Das sollten Bestandteile der menschlichen Natur sein. Der heutige Naturforscher denkt selbstverständlich, dass das eine kindliche Anschauungsweise sei, die im Laufe der Zeit durch eine eindringliche Erkenntnis überwunden werden musste. Er ahnt nicht, dass es dabei doch noch auf etwas ganz anderes ankommt. Deshalb ist auch Paracelsus für die heutige gelehrte Auffassung so außerordentlich schwer zu verstehen. Mit diesen vier Gliedern der menschlichen Natur nämlich waren keineswegs Säfte und Bestandteile, Stoffe im gewöhnlichen physikalischen, im gewöhnlichen materiellen

Sinne gemeint, sondern etwas ganz anderes. Der Naturforscher jener alten Zeit sah im menschlichen Leibe, wie er sich aus den physikalischen, sinnlich wahrnehmbaren Stoffen aufbaut, nur den äußeren Ausdruck für etwas Geistiges, den eigentlichen Erbauer dieses äußeren Leibes.

In geisteswissenschaftlichen Vorträgen haben wir von diesem Erbauer des menschlichen Leibes oft gesprochen. Wir haben davon gesprochen, dass ein sogenannter Ätherleib, ein feiner Leib, diesem physischen Leib in allen seinen mannigfaltigen Stoffen, Substanzen und Säften zugrunde liegt und dass dieser Äther- oder Lebensleib die Kräfte enthält, die den physischen Leib auferbauen. Es ist also so, dass jegliches Organ herauserbaut ist aus diesem Ätherleib. Diesen Ätherleib zu studieren, dazu gehört nicht bloß sinnliche Forschung, dazu gehört noch etwas anderes, nämlich das, was man Intuition, geistige Forschung nennt. Und wenn man von dem, was für diese geistige Forschung in Betracht kommt, sinnliche Ausdrücke gebraucht, wie schwarz, weiß, gelb, grün und so weiter, so meint man damit nur Gleichnisse für etwas, was dahintersteht. Es ist ganz falsch, wenn man sie mit unseren materiellen Dingen identifiziert.

Die Art und Weise, wie die alten Ärzte in den Kliniken an den kranken Menschen herangingen, war eine andere. Es war der intuitive Blick, der nicht auf das Physische losging, sondern der auf das dem Physischen zugrunde liegende Feinere, Ätherische losging. Von der Idee ging man aus: Ist irgendetwas krank, so kommt es weniger darauf an, was an Veränderungen äußerlich wahrnehmbar ist, sondern auf das, was es bewirkt hat. Der Unordnung im außeren physischen Leib entspricht etwas Unordentliches im Ätherleib. Man erkennt, wie der Ätherleib verändert ist an dem kranken Organismus, und geht darauf aus, durch Maßnahmen der Arzneikunst das, was hinter dem physischen Leibe ist, zu kurieren: den Bildner, die Kraft, die hinter dem physischen Leibe steht. Wenn ich mich etwas grob ausdrücken darf, so kann man sagen: Wenn jemand am Magen erkrankt ist, so krankt man nicht am Magen, sondern an dem feineren Leib, von dem die Magenerkrankung nur der Ausdruck ist.

Den Geist einer solchen intuitiven Medizin hatte Paracelsus in sich aufgenommen. Nun wirkte aber überall, wie eine Autorität, der römische Arzt Galenos. Er baut zwar äußerlich auf diesen alten Grundsätzen seine Medizin auf, und wenn man so äußerlich Galen liest, dann bekommt man die Vorstellung: Ja, was will denn Paracelsus, dass er so gegen den Galen kämpft und die ältere Medizin in Schutz nimmt? Ist es nicht dasselbe? – So könnte es fast scheinen, aber es ist doch nicht so. Denn, was bei Galen zur Medizin geworden ist, das ist die materielle Äußerlichkeit, die Vermaterialisierung der ursprünglich geistigen Anschauung. So verstanden dann die Schüler des Galen schon unter dem, was früher noch intuitiv gemeint war, etwas äußerlich Materielles. Und statt mit dem intuitiven Blick zu durchschauen, forschten sie bloß in der Materie, spekulierten, erfanden Theorien. Der moralische Blick war abhandengekommen.

Gegen die Methode, gegen dieses Abhandenkommen des intuitiven Blickes wendet Paracelsus sich. Zurück wollte er wiederum, aus der Erkenntnis der großen Natur heraus wollte er wieder die Mittel finden, wie man den Menschen heilen kann. Deshalb war ihm das alles zuwider, was dazumal offiziell als Medizin herrschte. Er wollte nicht das, was in den Büchern steht, zugrunde legen, sondern das Grundbuch, das große Buch der Natur selbst aufschlagen. Alles dasjenige, was so allmählich als Medizin aufgetaucht war, war herausgesponnen aus einer ganz und gar abgeleiteten Spekulation, aus einer Forschung, die nichts mehr wusste von dem ursprünglichen geistigen Blick. Da konnte man nicht mehr den Zusammenhang erblicken zwischen dem Arzneimittel und einer Krankheit, weil man eben nicht mehr sah, was hinter dem Körper stand, weil man nur materiell alles betrachtete. Das verursachte, dass Paracelsus sagte: Das Licht der Natur selbst soll wieder leuchten. – Das brachte ihn in einen scharfen Konflikt mit der Medizin seiner Zeit. Ein solcher Tiefblick, wie er ihn hatte, das einsichtige Wesen, das ihm eigen war, das den großen Zusammenhang mit dem Kosmos erfasste, gab ihm das intensive Selbstbewusstsein, das etwas Entzückendes hat, in der Art, wie er auftrat gegen diejenigen, welche in landläufiger Weise die damalige Wissenschaft betrieben. Die damalige Arzneikunde hat eine große Ähnlichkeit mit derjenigen unserer heutigen Zeit, mit dem Unterschiede aber, dass unsere heutige Zeit auf dem medizinischen Gebiete keinen Paracelsus hat. Aber jene Verwirrung und Unsicherheit war fast ebenso, wie sie heute ist. Das erinnert sehr gut an jene alte Zeit des Paracelsus. Wenn wir heute die Medizin verfolgen und sehen, wie ein Heilmittel erfunden wird und nach fünf Jahren schon wieder als schädlich gilt und verworfen wird, wie soundso viele Menschen untersucht werden, aber der große Blick für den Zusammenhang der Menschen mit der Natur ganz und gar abhandengekommen ist, so erinnert das recht gut an die Zeit des Paracelsus. Es ist wahr, die meisten ahnen nicht, wie sie wieder in einer solchen Zeit darinnenstecken und wie der Autoritätsglaube gerade auf diesem Gebiete eine ungeheure

Macht hat. Man bekämpft auf der einen Seite den Autoritätsglauben, und man fühlt sich groß, wenn man zu Felde zieht gegen den alten Aberglauben, der die Leute nach Lourdes schickt. Man mag damit recht haben, aber man ahnt nicht, dass sich nur die Form des Aberglaubens verändert hat, und dass der Aberglaube kaum kleiner ist, wenn man jemanden nach Wiesbaden und andern Orten schickt. Man kann darin etwas Ähnliches erblicken, wie es vorhanden war bei Paracelsus und seiner Zeit, wo man geneigt war, sich dem Hergebrachten entgegenzustellen. Paracelsus sagte: «Wie ich aber die vier für mich neme, also müsset irs auch nemen und müsset mir nach, ich nicht euch nach, ir mir nach. Mir nach Avicenna, Galene, Rasis, Montagnana, Mesue etc., mir nach und nit ich euch nach, ir von Paris, von Cöln, ir von Wien und was an der Donau und Rheinstrom ligt, ir insulen im meer, du Italia, du Dalmatia, du Sarmatia, du Athenis, du Griech, du Arabs, du Israel ita, mir nach und ich nicht euch nach … Ich werd monarcha und mein wird die monarchei sein, und ich füre die monarchei und gürte euch eure lenden.»

Das zur Charakteristik, mit welcher Kraft sich diese Persönlichkeit äußerte. Diese Kraft glaubte sie zu verdanken ihrer ursprünglichen Verwandtschaft mit den Geheimnissen der Natur. Diese sprach sich für Paracelsus so aus, dass er nicht nur erblickte, was sein Auge sah, sondern mit seinem Wesen, das sich mit der Natur verband, sah. Er machte große Reisen. Nicht von der Lehrkanzel her wollte er sich etwas Wissenschaftliches sagen lassen, sondern aus dem dunklen Ahnen des einfachen Volkes draußen, das noch nicht die Bande des Fühlens und Empfindens mit der Natur zerrissen hatte, daraus wollte er lernen. Ich möchte die Art und Weise, wie es in der Seele des Paracelsus aussah, durch einen

Vergleich klarmachen. Es ist eigentlich recht schön zu sehen, wie die Tiere mit ihrem Instinkt draußen auf dem Felde ganz genau wissen, was sie zu grasen haben und was sie stehen zu lassen haben, was ihnen zum Heile dient und was ihnen zum Unheil gereichen würde. Das beruht auf dem, was man die Verwandtschaft des Wesens mit seiner Umwelt nennt. Diese Verwandtschaft ist es, die in den Kräften der Seele vorhanden ist und dasjenige zu wählen vermag, was taugt und was nicht taugt.

Durch den Verstand und durch die Spekulation reißt sich das Wesen von der Natur los. Es ist kein Aberglaube, wenn man sagt, dass der einfache Mensch, der auf dem Lande lebt, noch etwas hat von den ursprünglichen Kräften, die in sehnsüchtiger und instinktiver Weise das Tier zum Nahrungsmittel hinführen, dass diese Verwandtschaft auch noch etwas gibt von dem Wissen, wie das einzelne Kraut, wie der einzelne Stein auf den Menschen wirkt. Das ist ein Gefühl, das vorhanden ist, das da ist, das etwas ganz anderes ist, als man gewöhnlich unter Wissen versteht, das aber deshalb nicht mehr so wichtig ist für den Menschen. Daher findet man bei dem Menschen, der noch nicht durch die Bildung durchgegangen ist, eine ursprüngliche Sicherheit darin, was innerhalb der Natur dem Menschen frommt. Mit diesem ursprünglichen Naturgefühl fühlt sich Paracelsus verwandt. Er betont es immer wieder, dass diejenigen Leute nicht die richtigen sind, welche die Welt nur so durchschweifen, dass sie in Kutschen und getrennt von dem unmittelbaren Landvolk die Welt bereisen. Paracelsus reiste anders. Er horcht hin auf das, was ihm der einfache Mann sagen konnte. Der Instinkt des einfachen Mannes wurde bei ihm zur Intuition des genialen Menschen. Er zerschnitt nicht das Band zwischen der Natur und der ursprünglichen intuitiven Kraft im Menschen. Das drückt er so aus: «Von der natur bin ich nichts subtil gespunnen, ist auch nicht meins lants art, das man was mit seidenspinnen erlange. wir werden auch nicht mit feigen erzogen, noch mit met, noch mit weizenbrot, aber mit kes, milch und haberbrot: es kan nit subtil gesellen machen, zu dem das eim alle sein tag anhengt, dass er in der jugent entpfangen hat; dieselbig ist nur vast grob sein gegen subtilen, kazreinen, superfeinen. dann dieselbigen in weichen kleidern und die (in) frauenzimern erzogen werden und wir die in tanzapfen erwachsen, verstehent einander nit wol.» – Er wusste, dass er immer auf seinen weiten Reisen durch Polen, Ungarn, bis in die Türkei hinein gewandelt ist in der Sonne, nicht nur in der Sonne der physischen Welt, sondern auch in der Sonne des Geistigen. Was Paracelsus auszeichnet, ist der einheitliche Blick in das Geistige. Der Mensch ist für ihn daher nicht der Mensch, in den man bei der Untersuchung sinnlich hineinschlüpft, sondern er steht für ihn im Zusammenhang mit der ganzen Natur. Er sagt: Schaut euch einmal den Apfel an und dann den Apfelkern. Ihr könnt nicht begreifen, wie der Apfelkern wächst, wenn ihr nicht den ganzen Apfel betrachtet. Der Kern zieht aus der Umgebung, dem Apfel, die Kraft, und so ist es mit dem Menschen und der ganzen Welt wie mit dem Apfel und dem Apfelkern. – Derjenige versteht nicht – im Sinne des Paracelsus – den Apfelkern, der nur den Kern untersucht und nicht den Apfel. Daher gibt es für ihn keine Medizin und keine Naturwissenschaft, die nicht zugleich Astronomie und Gotteserkenntnis ist. In diesem Zusammenhang muss man den Menschen verstehen. Daher zerfällt ihm der Mensch in drei Glieder der menschlichen Wesenheit.

Diese drei Glieder müssen wir uns einmal näher ansehen. Zunächst haben wir den physischen Menschen, bestehend aus denselben physischen Bestandteilen, Stoffen und Kräften, die man auch sonst rings in der Natur findet. Also derjenige, der die Natur durchschreitet, der die Mineralien, Pflanzen und Tiere der Natur studiert, der studiert eigentlich im Sinne des Paracelsus dasjenige, was den physischen Menschen zusammensetzt. So, wie wenn man die ganze physische Natur ringsherum genommen hätte und aus allen einzelnen Metallen, Pflanzen und Tieren eine Art Essenz, eine Art Extrakt herausgezogen und daraus den physischen Menschen gebildet hätte, so sieht er den physischen Menschen an, und er nennt diesen physischen Menschen den elementarischen Menschen. Das ist ihm das unterste Glied, das sich vergleichen lässt mit dem Apfelkern, den man aber nicht verstehen kann, wenn man nicht den ganzen Apfel versteht. So versteht man auch den elementarischen Menschen nicht, wenn man nicht die Erde mit allen ihren Stoffen und Kräften erkennt, denn er hat alle seine Kraft aus der Erde. Dann baut eine Kraft in diesen physischen Elementarmenschen eine feinere Stofflichkeit hinein. Das nennt Paracelsus den Archäus. Er unterscheidet also von dem elementarischen Leib den feineren Leib, den Aufbauer des physischen Leibes, so wie er auch der Aufbauer der Erde ist. So sieht er von dem äußerlich sinnlich Wahrnehmbaren auf den Grund, von dem Leib auf den Lebensleib, von dem äußerlich Physischen auf das, was ihm als Kraft zugrunde liegt. Das ist das erste Glied der menschlichen Wesenheit im Sinne von Paracelsus.

Das zweite Glied betrachtet er in einer gewissen andern Richtung wie einen Apfelkern. Für dieses zweite Glied ist der Apfel die ganze Gestirnswelt. Und ebenso wie der elementarische Leib seine Kräfte und Säfte aus der Erde zieht und dem, was zu ihr gehört, so zieht der zweite Mensch seine Kräfte aus dem, was in den Sternen lebt, aus den Gesetzen der Sterne. So wie das Blut, die Muskeln, die Knochen und Nahrungssäfte sich zusammensetzen und die Nahrungssäfte sich umtauschen, umwandeln, und wie diese abhängig sind von dem Irdischen, so sind ihm die Instinkte und Triebe, die Begierden und Leidenschaften, ja die Vorstellungen, Lust und Leid, alles das, was Paracelsus zusammenfasst unter den zwei Grundkräften der seelischen Natur des Menschen, Sympathie und Antipathie, ein Ausdruck der ganzen Sternenwelt, wie der Apfelkern ein Ausdruck ist des ganzen Apfels. Deshalb nennt er den zweiten Leib den astralischen Leib oder den der Sternenwelt angehörigen Leib.

Das, was draußen als Gravitation, als Schwer-, als Anziehungskraft und Repulsionskraft wirkt, das ist im Menschen, wie in einem Extrakt im Menschen vorhanden als Lust und Unlust, als Sympathie und Antipathie, sodass nichts, was im Menschen ist an Instinkten und Leidenschaften, anders begriffen werden kann als durch das, was Paracelsus die astrologische Astronomie nennt. Das ist eine Wissenschaft, von der die heutige Zeit wenig weiß. Die Astronomie ist andere Bahnen gegangen. Paracelsus will als Arzt nichts wissen davon. Er will wissen, wie die astralischen Kräfte im Weltenraum mit dem Astralleibe des Menschen zusammenhängen. Er verhält sich zu einem Astronomen, wie ein Priester zu einem Requiempfaff sich verhält. Ein Requiempfaff ist ein solcher, der die Messe abliest und sich dafür bezahlen lässt, während ein richtiger Priester einer ist, der in den Geist eindringt. Paracelsus gebraucht da deutliche Ausdrücke, was andere oft Grobheit nennen. Nun haben wir den zweiten Teil der menschlichen Weisheit begriffen.

Der dritte Teil ist das, was er Geist nennt. Dieser Geist wiederum verhält sich wie der Kern des Apfels zu dem noch viel gewaltigeren, größeren Apfel, zu der ganzen geistigen Welt, wie der Gottesfunke im Menschen zu der ganzen Summe göttlicher Kräfte in der Welt. So unterscheidet Paracelsus dreierlei in der Welt: das Göttlich-Geistige, das Gestirnhafte und das Elementarisch-Irdische. Im Menschen ist von den drei Dingen ein Extrakt: von dem Geistig-Göttlichen der menschliche Geist, von dem Gestirnhaften der astralische Leib, von dem Elementarisch-Irdischen der physische Leib. Und ebenso wie man das Materielle, die Pflanzen und Tiere und so weiter studieren muss, wenn man den Leib des Menschen verstehen will, so muss der Arzt studieren und verstehen, was in der Sternenwelt vorgeht, wenn er den Menschen verstehen will. Und da Paracelsus sich sagt, eine Krankheit versteht man nur, wenn man auf deren Ursprung zurückgeht, so sucht er den Grund der Erkrankung in den Trieben und Leidenschaften. Er sieht die Krankheit als eine Folge des seelischen Irrtums an, und ganz zuletzt, also im höchsten Sinn, führt er sie auf moralische Eigenschaften zurück, wenn er auch diese Eigenschaften nicht auf die Gestirne zurückführt, denn das weiß er wohl, dass so schnell die Wirkung nicht eintreten braucht.

Er sieht überall in dem Physischen einen Ausdruck des Geistigen. So sagt er: Derjenige, der den Grund einer Krankheit erforschen will, der muss den ganzen Grund der Sympathien und Antipathien der Seele studieren, und diesen kann er nur studieren, wenn er die Gestirne des Menschen studiert. So stellen Sie sich vor, wie er an einen kranken Menschen herantritt. Mit intuitivem Blick schweift diese Seele von dem äußerlich erkrankten Gliede ab zu dem, was innerlich in der Seele des Menschen lebt. Und von da geht er zu den astralischen Einflüssen der Gestirne und zu den elementarischen Einflüssen der Erde. Das hat er in jedem einzelnen Falle vor sich. Das ist eine richtige geistige Medizin. Wie er sich das vorstellt und wie er das mit seinem eigenen Bilde klarzumachen versucht, das drückt er in schöner Weise aus in diesem Enträtseltsein der ganzen Welt: Das ist ein Großes, das ihr bedenken sollt. Nichts ist im Himmel und auf der Erde, das nicht auch im Menschen ist, und Gott, der im Himmel und auf der Erde ist, der ist auch im Menschen. – Ich habe oft einen andern schönen Spruch angeführt, worin er im Vergleich das gibt, was er hier hat sagen wollen. Er sagt: Sehet hinaus in die Natur. Was ist da? Er sieht ein Mineral, ein Tier, eine Pflanze, das sieht er an wie einzelne Buchstaben, und der Mensch ist das Wort, das aus diesen einzelnen Buchstaben zusammengesetzt ist. Will man dann den Menschen lesen, so muss man sich die einzelnen Buchstaben im großen Buche der Natur zusammensuchen. – Das ist nicht ein Zusammenklauben, sondern ein Zusammenschauen bei Paracelsus. Das ist das, was es ihm immer möglich macht, die ganze Welt gegenwärtig zu haben im einzelnen besonderen Fall, den er als Arzt zu behandeln hat. Was hinter alledem wirkt, das ist die genialisch-moralische Kraft, aus der das alles bei ihm entspringt. Es ist zuletzt etwas wie moralische Entrüstung, die sich in ihm auflehnt gegen die damals hergebrachte Art, zu kurieren und für alle möglichen Dinge Mixturen zu finden. Er sagt: Ich bin nicht da, um die Apotheker zu bereichern, ich bin da, um die Menschen zu heilen.

Man muss nun, um die Schriften des Paracelsus auch nur einigermaßen lesen zu können, sich klar sein darüber, dass damals von ihm Wortbezeichnungen noch ganz anders gebraucht worden sind, als das später der Fall war. Wenn man heute bei Paracelsus liest von Salz, Quecksilber und Schwefel, dann hat man so ohne Weiteres keine richtige Vorstellung, man denkt an das, was heute der Mensch so bezeichnet. Und dann kommt einem alles, was man bei Paracelsus liest, als unvollkommen und kindlich vor. Wer heute die Wissenschaft kennt, der hat ein gewisses Recht, Paracelsus als kindlich zu betrachten, aber man muss da auch etwas tiefer eindringen. Ich will eine Vorstellung geben, wie man dazu kommen kann, zu verstehen, was er meint, wenn er die Ausdrücke gebraucht: Salz, Merkur und Sulfur.

Paracelsus blickt weit zurück in das Werden der Erde, in das Werden der Wesen, die um ihn herum leben, und des Menschen selbst. Wenn er so zurückblickt, so stellt sich ihm eine Zeit vor Augen, in der die Menschen noch ganz andere Formen des Daseins hatten als jetzt. Niemand war sich so klar über das, was geworden ist, als Paracelsus. Die Erde war vor Millionen von Jahren ganz anders. Wir haben schon oft von der Umbildung der Erde gesprochen. Er blickte zurück auf eine Menschengestalt, die noch ganz und gar tierisch war, wo die Hände noch Fortbewegungsorgane waren, wo der Mensch noch in Luft und Wasser lebte. Die Erde, die Umgebung, war noch eine ganz andere. Selbst die heutige Physik blickt zurück auf ein Zeitalter, in dem das, was heute in fester Form da ist, noch in einem flüssigen Zustande war. Paracelsus, der vom Geistigen ausging, sah natürlich im Zusammenhang einer solchen Erde, die noch ganz anders sich ausnahm als heute, einen geistigen Menschen. Auf einer Erde, die so viel wärmer war als heute, konnte der heutige Mensch nicht leben.

Damals lebten die Menschen auch unter andern Bedingungen, damals flossen die Metalle noch, sie konnten kaum als Dampf in der Luft enthalten sein. Damals konnten auch die Lebewesen nicht in einer festen Form sein; sie haben sich aber fortentwickelt. Genauso wie heute der elementarische Mensch in Zusammenhang steht mit der physischen Welt wie der Apfelkern mit dem Apfel, so stand auch der vorzeitliche Mensch mit der vorzeitlich gearteten Erde in einem andern Zusammenhang und in einem andern Zusammenhang mit der ganzen umliegenden astralischen Welt, sodass dasjenige, was heute den Menschen bildet, also der physische Mensch, seine Seele als astralischer Leib und sein Geist als göttlicher Mensch, erst geworden ist. Das war früher in einer ganz andern Weise da. Der Mensch stand der Gottheit noch viel näher. Der astralische Mensch ist herausgeboren aus der astralischen Welt, und der physische Mensch ist herausgeboren aus der ganzen physischen Welt.

Paracelsus hat in einem viel größeren und edleren Sinne von dem Herausgeborensein des physischen Menschen aus der physischen Umgebung gesprochen als die heutige Abstammungslehre. Paracelsus sah durchaus das ein, und er betont es auch immer wieder, aber für ihn ist der Mensch ein Zusammenfluss von alledem, was draußen in der Natur lebt. Der Mensch hat Leidenschaften, er hat sie in sich, nur in gemilderter Form, wie sie zum Beispiel auch der Löwe hat und wie sie in der Umwelt vorhanden sind. Wenn der Mensch im Sinne des Paracelsus auf den Löwen sieht, so sieht er dieselbe Kraft, die heute als seine Leidenschaft in ihm wohnt, herausgeboren aus der ganzen astralen Welt. In dem Löwen ist sie einseitig, beim Menschen ist sie gemischt mit andern Kräften. So ist die ganze Tierwelt für Paracelsus die wie ein Fächer auseinandergelegte Menschheit. Er sieht alles, was in den Formen der Tiere verteilt ist, in sich selbst, unsichtbar in seinem inneren Menschen. So ist es in gewisser Beziehung auch, wenn der Mensch auf die Erde hinsieht. Auch die Metalle, die heute physisch geworden sind, sind herausgeboren aus derselben Wesenheit, aus welcher der physische Mensch herausgeboren ist. Bitte, verstehen Sie mich jetzt richtig, denn es liegt der heutigen Vorstellungsweise fern. Paracelsus sieht weit zurück, bis dahin, wo der physische Menschenleib erst das Herz gebaut hat. Es gibt ja niedere Tiere, die kein Herz haben, die die Form noch bewahrt haben, welche der Mensch damals hatte. Das war für Paracelsus dieselbe Zeit, aus der sich aus einer viel allgemeineren Essenz der Erde auch das Gold herausgebildet hat, sodass zwischen der Entstehung des Goldes und dem Herzen im Menschen ein Zusammenhang besteht. Ebenso sieht er intuitiv einen Zusammenhang zwischen einer Abnormität, wie die Cholera es ist, und dem Arsen. Er sagt sich, die Möglichkeit, dass die Cholera entstehen konnte, hängt davon ab, dass das Arsen herausgebildet ist aus der äußeren Welt. So sieht er jedes einzelne Organ als zur menschlichen Einheit gehörig an, und es ist so, dass es zu ihm gehört wie irgendein Tier, eine Pflanze oder irgendein Stoff in der äußeren Welt.

Noch einen Ausspruch möchte ich vorlesen, welcher Ihnen zeigen wird, wie er in ganz bestimmter Weise sich ausspricht. Das ist ein Ausspruch, der herausgeholt ist aus einer Anzahl von Aussprüchen des Paracelsus, die man aber vertausendfachen könnte. Für ihn steht in ganz bestimmter Weise der einzelne Mensch, in Bezug auf seine einzelnen Organe und die Erkennung von deren Krankheiten, in einer bestimmten Beziehung zur physischen Welt und zur astralischen Welt. Die ist in bestimmtester Weise differenziert. Heute bewundert man die allgemeinen Redensarten von dem, was Pantheismus, von dem, was Naturanschauung ist, aber das ist purster Dilettantismus, wenn man nicht weiß, dass sich der große Paracelsus nicht begnügen lässt von einem All-Leben, das sich auslebt im einzelnen Menschen. Paracelsus spricht von einem Konkreten: «Daraus entspringt, dass ihr nicht sollen sagen, das ist Cholera, das ist Melancholia, sondern das ist Arsenicus, das ist Aluminosum; also auch der ist Saturni, der ist Martis, nicht der ist melancholiae, der ist cholerae. Dan ein Teil ist des Himels, ein Teil ist der Erden und in einander vermischt wie Feuer und Holz, da jedweders seinen Namen verlieren mag; dan es sind zwei Ding in einm.»

Wie er den Zusammenhang des Herzens mit dem Golde erklärt, so erklärt er auch den Zusammenhang gewisser Erscheinungen mit dem Saturn und anderer wieder mit dem Mars und dem, der mit dem Mars verwandt ist. So stellt sich für den eigenartig aufgebauten Geist des Paracelsus der Mensch in die Natur, in die Welt hinein. Und wenn es auch bei Paracelsus etwas zu korrigieren gibt: auf das Große, Umfassende kommt es an, das in dieser Seele lebt.

Das bringt er auf einzelne bestimmte Typen zurück. So ist ihm alles, was ihm als Niederschlag entsteht im Mineralischen, elementarisch. Zugleich entstand es in der Zeit der Entwicklung, als sich das Menschlich-Leibliche bildete und die Gestalt annahm auf der Erde, die es heute hat. Daher hängt bei ihm dasjenige, was sich im Mineralischen absetzt, alles Salzige, zusammen mit dem Menschlich-Leiblichen, mit dem Tierisch-Leiblichen. Und alles, was flüssig bleibt, nachdem sich gewisse Niederschläge gebildet haben, das nennt er ein Merkurialisches, ein Wechselbares. Das Quecksilber ist ihm ein typisches Beispiel dafür. So haben wir eine Tendenz zum Festwerden für das flüssige Metall. Für ihn ist auch die Seele herausgeboren aus denselben Kräften der Welt, aus denen das Merkurialische, das Quecksilber, geboren ist. Der tiefere Zusammenhang ist so, dass man ihn öffentlich gar nicht besprechen kann.

Der Schwefel hat in der Welt eine parallele Ursache mit der Entstehung und der heutigen Form des Geistes. Das hängt aber nicht so zusammen, dass es als Gleichnis gebraucht werden kann. Nein, diese drei Dinge draußen in der Welt entsprechen ganz genau dem Leib, der Seele und dem Geist im Menschen.

Schwefel hängt seiner Natur nach mit dem Geiste, Quecksilber mit der Seele und Salz mit dem Leibe des Menschen zusammen. Was außerdem der Mensch zu sich nimmt, steht in einer gewissen Beziehung zu diesen, weil sie aus ihnen herausgeboren sind. Deshalb zeigt uns ein solches Beispiel, dass wir es nötig haben, tiefer hineinzugehen. Es genügt nicht, wenn wir nur die Ausdrücke des Paracelsus verstehen; wir müssen mit einer vertieften Vorbereitung an die Bücher des Paracelsus herangehen, dann verstehen wir ihn. Wir müssen uns klar sein darüber, dass er immer das Ganze im Auge hat, sodass er sich sagt: Hat der Mensch eine Krankheit, so ist das eine Unterbrechung, eine Störung eines gewissen Gleichgewichtes, das er magnetisches Gleichgewicht nennt, und wie niemals nur ein Pol an der Magnetnadel entsteht, sondern immer Nord- und Südmagnetismus zusammengehört, so gehört auch zu jeder Verdauung im Menschenleib eine Verdauung draußen in der Welt, die er dann aufsucht. Und im ätherischen Menschen sucht er die Ursache für das Einzelne, im Stofflichen sucht er den Ausdruck des Geistes. Insofern nennt er das Stoffliche die Mumie. Das ist ein bedeutsamer Ausdruck, den man erst verstehen muss. Es ist eine gewisse Essenz, die dem Leiblichen zugrunde liegt; die Mumie ist anders beim Gesunden und anders beim Kranken, weil das Ganze und das Vereinzelte verändert wird. Deshalb braucht man nur die Mumie zu erkennen, die Veränderungen im Ätherleibe, um zu erkennen, was einem Menschen fehlt.

Kurz, wir sehen da hinein in das Tiefe eines Geisteslebens, von dem man ganz besonders viel lernen kann. Wir müssen uns klar sein, dass erst wieder eine vertiefte Geistesforschung verstehen kann, was in Paracelsus liegt, und dass dann Paracelsus, wenn er so vertieft verstanden wird, nicht mehr erscheinen wird als ein Geist, den man nur als ein interessantes geschichtliches Objekt betrachtet, sondern als ein Geist, den man zu betrachten hat von einem höheren Standpunkte aus, und von dem man auch in der heutigen Zeit – wenigstens in der Methode – noch viel, viel lernen kann. Das ist die Art, wie man sich zu Paracelsus stellen sollte. Wer das tut, der wird in Paracelsus' holdselig-grober Weise einen Unterschied finden zwischen der heutigen Art der Forschung und seiner Art, einen Unterschied, den er schon gemacht hat für seine Zeitgenossen. Er unterscheidet nämlich zwischen zwei Vernunften, zwischen der Vernunft, die in das ganze Gebiet des Geisteslebens hineinsieht, und derjenigen, die nur auf das Einzelne geht. Er nennt das eine die erste Vernunft. Die nennt er so, weil sie zu dem verborgenen Geist der Dinge führt, und die andere Vernunft nennt er eine öffentliche Torheit gegenüber der verborgenen Weisheit. Er drückt sich einmal noch holdseliger oder gröber aus, indem er sagt: Man hat zu unterscheiden eine menschlich-göttliche Vernunft und eine viehische Vernunft. – Er drückt sich nicht so aus, dass er von der tierischen und geistigen

Natur des Menschen spricht, sondern von der viehischen. Er sieht die Verwandtschaft ein, sodass der Mensch als der Sohn der tierischen Gattung zu betrachten ist. Auseinandergebreitet in einzelne Facetten ist das Tierische; zusammengefasst ist das Tierische im Menschen. Er sagt einmal: Der Mensch ist also der Sohn der ganzen übrigen Tierwelt. Dass er aber so sein will wie die andern viehischen Wesen, das würden sie nicht begreifen, dann würden die viehischen Wesen wie auf einen missratenen Sohn hinblicken und erstaunt sein über das, was er geworden ist.

Auch sonst finden Sie die Möglichkeit bei Paracelsus, elementarische Anleitung zu empfangen zu gewissen wirklich theosophischen Grundbegriffen. Was Paracelsus über den Traum und über den Schlaf vorbringt, ist im eminentesten Sinne dasjenige, was auch die Geisteswissenschaft darüber zu sagen hat, nur drückt er es in seiner grandiosen Sprache aus. Wenn der Mensch schläft, ist der elementarische Leib im Raum und dasjenige ist tätig, was der astralische Mensch ist. Dann kann der astralische Mensch Zwiesprache halten mit den Sternen, sodass er sich nur zu erinnern braucht an die Zwiesprache mit den Sternen, um Hilfe zu bringen dem Kranken, ihn zu kurieren. Alles das weiß er zurückzuführen auf die Propheten. Mehr als alles Spätere sind sie ihm wert. Moses, Daniel, Enoch nennt er nicht Zauberer, sondern er sagt: Wenn man sie richtig versteht, sind sie die Vorläufer dieser großen astronomisch-astrologischen Medizin, die für die Menschheit gewirkt hat. Ein solcher Mann durfte in gewisser Weise ein Selbstbewusstsein haben, und die Kraft des Wirkens fließt aus diesem Selbstbewusstsein heraus. Er war sich aber auch klar darüber, dass das fortleben muss und bei denjenigen, die es erkennen können, fortleben wird, was er gestiftet hat. Trotz allem hat sich viel, sehr viel Klatsch und auch geschichtlicher Klatsch an ihn herangemacht. Man hat noch seinen Schädel untersucht, um ihn zu verleumden; weil dieser Schädel ein Loch gehabt hat und man auf solche äußeren Dinge viel geben muss, hat man es als bewahrheitet gefunden, dass er in der Trunkenheit einem Sturze zum Opfer gefallen ist und sich den Schädel eingeschlagen hat. So hat man sein ganzes Leben beurteilen wollen. Das Gleichnis des Christus Jesus mit dem toten Hunde kann man anführen, wo der Christus Jesus auf die schönen Zähne des Tieres wies. All das andere geht uns nichts an bei einer solchen Persönlichkeit als dasjenige, was wir von ihm lernen können, dasjenige, wodurch er ein Wohltäter der Menschheit geworden ist, das viele, das er überwunden hat und wodurch er unsterblich geworden ist.

Lassen Sie mich mit seinen eigenen Worten schließen, die er seinen Gegnern ins Gesicht schleudert, da, wo er seinen Gegnern sagt: «ich wil euchs dermassen erleutern und fürhalten, das bis in den lezten tag der welt meine gschriften müssen bleiben und wahrhaftig, und die euer werden voller gallen, gift und schlangen gezücht erkennet werden und von den leuten gehasset wie die kröten. Es ist nit mein wil, das ir auf ein jar sollet umbfallen oder umbgestossen werden, sondern jr müsset nach langer zeit euer schand selbs eröfnen und wol durch die reutern fallen. mer will ich richten nach meinem tot wider euch dan darvor. und ob ir schon mein leib fressent, so habt ir nur drek gefressen: der Theophrastus wird mit euch kriegen on den leib.»

ERNÄHRUNGSFRAGEN UND HEILMETHODEN

Vortrag, Berlin, 22. Oktober 1906

Heute soll vom geisteswissenschaftlichen Standpunkt aus über etwas gesprochen werden, dem ein eminent großer Wert beigemessen werden kann, wenn es in der richtigen Weise aufgefasst wird. Es sollen einige Gesichtspunkte über Ernährungs- und Heilweise angegeben werden. Mehr noch als bei irgendeiner anderen Auseinandersetzung müssen Sie dabei allerdings berücksichtigen, dass es sich nur um das Herausgreifen ganz aphoristischer Einzelheiten aus einem unendlich weiten Gebiete handelt und dass es sehr schwierig ist, heute schon darüber in einer allgemein verständlichen Sprache zu sprechen. Es kann deshalb auch nur annähernd darüber gesprochen werden, weil man es in einem solchen erweiterten Kreise nicht mit lauter Eingeweihten zu tun hat, die in der Lage wären, jedes Wort auch wirklich seinem Wahrheitswert nach zu empfinden.

In okkulten Schulen, deren Angehörige bereits auf einer höheren Stufe stehen, kann man sich auf eine ganz bestimmte Ausdrucksform einigen, sodass ein gewisses Wort einen entsprechenden Gefühlsimpuls zum Ausdruck bringt. Alle derartigen Dinge, wie sie heute angedeutet werden können, haben im gewöhnlichen Leben oft eine andere Bedeutung. Aber es soll doch versucht werden, auch heute schon über solche Fragen zu sprechen, haben sie doch zugleich einen praktischen Wert. Diejenigen werden freilich nicht viel davon haben, die nicht glauben, dass die Wirkungen, die aus Ursachen in der geistigen Welt erzeugt werden, viel stärker sind als die Wirkungen der äußeren physischen Welt. Dass in dem, was als Geist bezeichnet werden muss und was eine starke Wirkung in der Welt ausübt, Kräfte enthalten sind, ähnlich wie in Elektrizität, Magnetismus und so weiter, wird mancher theoretisch zugeben. Aber von realer Bedeutung wird das erst, wenn jeder dafür ein tieferes Gefühl und Verständnis aufbringt. Die Geisteswissenschaft kommt gegenüber dem heutigen Kulturleben in mancherlei Lagen. Vor allem wird sie sowohl von denen missverstanden, die konservativ in den alten Geleisen weiterleben wollen, als auch von den zahlreichen Menschen, die auf den verschiedensten Lebensgebieten durch Reformen tätig sein wollen. Alle diese verschiedenen Gruppen von Menschen kommen an die Geisteswissenschaft heran und finden es eigentlich selbstverständlich, dass nicht sie zur Geisteswissenschaft kommen, sondern dass die Geisteswissenschaft zu ihnen komme. Wohl mag es leicht verständlich sein, dass beispielsweise ein radikaler Tierschutzfreund seine Kräfte und Erfahrungen nicht der geisteswissenschaftlichen Bewegung zur Verfügung stellt, sondern wütend wird, wenn nicht alle Theosophen gleich in die Tierschutzbewegung eintreten. Sie können das auf allen möglichen Spezialgebieten erleben. Das ist auch ganz natürlich. Da aber die theosophische Bewegung ein Universelles ist, verhält sie sich zu den verschiedenen Einzelbewegungen wie der Plan eines Baumeisters zu dem, was die Zimmerleute, Maurer, Handwerker und so weiter an dem Hause zu leisten haben. Die Letztgenannten sind einzelne Arbeiter. Wer aber den ganzen Bau leitet, muss von den Arbeitern verlangen, zu ihm zu kommen, damit sie ihre speziellen Anweisungen von ihm erhalten. Deshalb kann sich die Geisteswissenschaft auch nicht darauf einlassen, wenn andere Bewegungen, Homöopathen, Antialkoholiker und andere, fordern, dass die Geisteswissenschaft zu ihnen komme, sondern alle die Spezialgebiete müssen sich eingliedern in die geisteswissenschaftliche Bewegung, die eine Grundreform auf allen Gebieten des Lebens anstreben muss, aber von innen heraus.

Insbesondere wird die Stellung der Theosophie gegenüber der Wissenschaft sehr leicht missverstanden. Nicht nur die Wissenschafter glauben, die Theosophie wäre ihre Feindin und wolle von der Wissenschaft nichts wissen. Auch manche Freunde der Theosophie sind dieser Ansicht. Namentlich der wissenschaftlich gebildete Arzt, der im Sinne der offiziellen Anforderungen tätig ist, wird leicht zu dem Vorurteil kommen, die Theosophie arbeite nicht mit wissenschaftlichen Methoden und gehe daher nicht mit der Wissenschaft Hand in Hand. Und doch ist das nicht der Fall.

Sie hören heute von vielen Leuten Schlagworte über Schlagworte. Dass es Spezialisten gibt, ist in gewisser Weise durchaus berechtigt. Nicht die Vertreter der Spezialgebiete, sondern vor allem ihre Nachbeter gebrauchen solche Schlagworte. Eines von diesen Schlagworten möchte ich gleich an die Spitze stellen. Man hört vielfach, dass das Publikum sich geradezu hypnotisieren lässt, wenn der Ausdruck «Gift» gebraucht wird. Es erscheint sehr einleuchtend, wenn gesagt wird: Ein Gift darf nicht in den Körper kommen! – Man spricht dann gerne von «Naturheilkunde». Was hat man überhaupt unter Natur zu verstehen? Und was unter Gift? Natur umfasst auch die Wirkung, die das Gift der Belladonna auf den menschlichen Organismus ausübt, denn es ist eine rein natürliche Wirkung. Natur schließt selbstverständlich alle Wirkungen ein, die unter Naturgesetzen stehen. Und was ist ein Gift? Wasser ist ein starkes Gift, wenn es der Mensch eimerweise vertilgt, denn es wirkt dann in hohem Grade zerstörend. Und Arsenik ist eine sehr gute Sache, wenn Sie es in bestimmten Kombinationen verwenden. Deshalb ist ein wirklich intimes Studium des menschlichen Organismus und der Dinge in der Natur draußen notwendig.

Schon Paracelsus hat in seiner schlagenden Sprache darauf hingewiesen, wie bestimmte Vorgänge des menschlichen Körpers mit solchen in der äußeren Natur zusammenhängen, so Cholera mit Arsenik. Deshalb nannte er auch einen Cholerakranken einen Arsenicus, weil er wusste, dass bei Arsenik und Cholera dieselben Faktoren wirksam sind, und weil er zugleich erkannte, wie die Dinge zusammen harmonieren. Da haben wir es mit einem Naturprozess zu tun, den man erst durchschauen muss.

Ein anderes, was hindernd in den Weg tritt, wenn es sich um eine Verständigung mit der Wissenschaft handelt, ist die materialistische Denkweise, welche alle Fragen, um die es hier geht, in ein schiefes Licht gebracht hat. Erinnern Sie sich daran, was über die Wirkungen gewisser Metalle auf den menschlichen Organismus gesagt wurde. Nun könnte jemand behaupten, die Geisteswissenschaft sei reinster Materialismus, wenn sie erklärt, dass die Kräfte in den Mineralien und Metallen materielle Wirkungen auf den menschlichen Organismus ausüben. Doch die Geisteswissenschaft weiß zugleich, dass das Materielle in einer bestimmten Beziehung zum Geiste steht. Wer wirklich eine spirituelle Weltanschauung vertritt, hat erkannt, dass es sich bei solchen Stoffen eben nicht um bloße Materie handelt, sondern dass darin ebenso wie in einem von Haut umgebenen Wesen Geist und Seele lebt. In diesem Sinne spricht der Theosoph von dem Geist, der im Gold, im Quarz, im Arsenik oder im Gift der Belladonna verkörpert ist. Für den Okkultisten ist die Welt voll von geistigen Wesenheiten. Die im Blei verkörperte Geistigkeit hat jene Beziehung zum menschlichen Organismus, von der Sie gestern hörten. Für die Theosophen handelt es sich nicht um das Aufsuchen von irgendwelchen sonderbaren geistigen Wesen, die gar nichts mit unserer Welt zu tun haben, sondern um solche, die in jedem Stück Metall, wie überhaupt in allem, was uns umgibt, enthalten sind. So durchgeistigt die geisteswissenschaftliche Weltanschauung den Stoff. Geistige Analogien sind etwas, was auf wirklicher spiritueller Forschung beruht.

Nicht um eine Gegnerschaft gegen die Fachwissenschaft handelt es sich hier. Es muss Spezialisierung geben, und man darf über die äußeren Tatsachen nicht hinweggehen. Aber es ist unmöglich, aus einem Spezialwissen heraus einen Gesamtstandpunkt über die Welt zu erhalten. Auch der Arzt muss als Persönlichkeit etwas von den höheren Welten wissen. Er wird dann seine Arbeit ganz anders einrichten als ein solcher, der nichts von den großen Zusammenhängen weiß. Dann wird man auch die Symptome anders werten. Eine einzelne Beobachtung oder ein Erlebnis wird man vielleicht für etwas ganz Geringfügiges halten, wenn sich das aus einem Überblick über das Ganze ergibt. Wie jeder, der an der Kultur arbeitet, bestimmte Voraussetzungen mit sich bringen muss, so wird die Zukunft auch geisteswissenschaftlich gebildete Ärzte verlangen. Nicht nur um das empirische Vermögen handelt es sich, sondern noch um etwas ganz anderes. Als Beispiel sei hier Hahnemann, der Begründer der Homöopathie, angeführt. Zwischen Paracelsus und Hahnemann besteht ein großer Unterschied. Der Arzt des 16. Jahrhunderts war noch bis zu einem gewissen Grade hellsehend. Das war damals noch eine weitverbreitete Eigenschaft. Hahnemann war das nicht mehr. Er konnte nur die Wirkung der Heilmittel durch die Sinneserfahrung erproben.

Für die hier gemeinte Beziehung des Menschen zu Wesen und Gegenständen der Natur gibt es ein Analogon, nämlich das Verhältnis der Geschlechter zueinander, das vorzugsweise durch Sympathie bestimmt wird. Es ist ein geheimnisvoller Zug, der die Geschlechter zueinanderdrängt, eine Kraft, die innerhalb des Lebendigen wirkt. Es ist nicht als irgendetwas Mystisches im schlechten Sinne des Wortes aufzufassen, dass sich der eine Mann zu dem einen Weibe hingezogen fühlt. Wer sich zum okkulten Weltbetrachter ausbildet, hat ein ähnliches Verhältnis zu allen lebenden Dingen um sich herum, das ein universales genannt werden kann. So wie es ein spezifisches Verhältnis zwischen dem einen Mann und dem einen Weibe gibt, so gibt es ein spezifisches Verhältnis zwischen einem solchen Menschen und den Phänomenen seiner Umgebung. Wer diese Kräfte in sich ausgebildet hat, erlangt das Wissen, das ihn erkennen lässt, welches Verhältnis ein bestimmtes Ding zum Menschen hat. Daraus ergibt sich auch eine Erkenntnis der Wirkung der Heilkräfte.

Paracelsus brauchte nicht erst zu probieren, ebenso wenig wie der Magnet zu probieren braucht, der das Eisen anzieht. Er konnte sagen, dass im Roten Fingerhut diese oder jene Heilkraft wohnt. Ein solches Wissen wird erst dann wiederkommen, wenn der Arzt erkennen wird, dass es nicht nur auf den intellektuellen Verstand, sondern auf die innere Lebenshaltung ankommt; wenn er weiß, dass er selbst ein ganz anderer Mensch werden muss. Wenn er Temperament, Charakter, die ganze Anlage seiner Seele umgewandelt hat, dann kann er erst jene Schau- und Erkenntniskraft gegenüber den Kräften der Welt entfalten, welche den Menschen harmonisieren. Das wird in gar nicht so ferner Zukunft möglich sein. Die geisteswissenschaftliche Weltanschauung hat vor allem gewisse Prinzipien anzugeben, und einige davon sollen sich an diese allgemeine Betrachtung anschließen. Wer will, kann daran viel gewinnen.

Vier Momente kommen dabei in Betracht. Das Erste ist, dass ein gewisser Zusammenhang besteht zwischen dem, was man Verdauung, und dem, was man Denktätigkeit nennt. Mit anderen Worten: Was die Verdauung auf einem niederen Gebiete ist, das ist die Denktätigkeit auf einem höheren Gebiete. Beide stehen im Organismus des Menschen, so wie er sich auf dem physischen Plane darlebt, in einem innigen Kontakt. Etwas Konkretes über diesen Kontakt soll jetzt angeführt werden. Zur Denktätigkeit gehört es, dass man logisch folgern kann, das richtige Folgern des einen Begriffes aus einem anderen. Dieses Folgern innerhalb der Gedankentätigkeit ist etwas ganz Bestimmtes. Man kann gewisse Übungen machen, um diese Denktätigkeit in ein bestimmtes Gleis zu bringen. Dasselbe, was Sie in dieser Denktätigkeit seelisch bewirken, wenn Sie solche logischen Übungen ausführen, bewirkt in der Verdauung eine bestimmte Substanz, und zwar der Kaffee. Das ist keine phantastische Annahme, sondern man kann diese Tatsache belegen. Was Sie dem Magen mit dem Kaffee antun, das bewirken Sie beim Denken, wenn Sie praktische logische Übungen machen. Wenn Sie Kaffee trinken, fördern Sie in einer gewissen Weise die logische Folgerichtigkeit im Denken. Und wenn man sagt, der Genuss des Kaffees bedeute eine Steigerung derjenigen Tätigkeit, die für die Stärkung des Denkens erforderlich sei, so ist das wohl zutreffend. Aber der Kaffee fördert eben nur auf eine unselbstständige Weise das folgerichtige Denken: Er wirkt wie durch einen Zwang. Sie fühlen in sich eine gewisse Unselbstständigkeit, etwas wie eine Wirkung von außen. Will der Mensch folgerichtig denken, dabei aber unselbstständig bleiben, so mag er viel Kaffee trinken. Wenn er aber die Denktätigkeit selbstständig vollziehen will, dann muss er sich gerade von den Dingen freimachen, die auf das Untere wirken; er muss die Kräfte in sich ausbilden, die von der Seele ausgehen. Dann wird er auch die Erfahrung machen, dass nach entsprechenden Übungen auch der Magen wieder in Ordnung kommt oder in Ordnung bleibt.

Eine andere Sache: Der geordneten Denktätigkeit gegenüber steht dasjenige Denken, das nicht bei einem Gedanken stehen bleiben kann, das haltlose Denken. Es wirkt zerstreuend und ist durch eine Art bestimmt, die nicht einen Gedanken mit dem anderen zusammenhalten kann. Auch dieses Denken hat sein Korrelat in der Wirkung eines bestimmten Stoffes auf die Verdauung, und dieser ist im Tee enthalten. Der Tee wirkt in der Tat im Unteren wieder so wie das alle Gedankenflüchtigkeit Bewirkende im Oberen. Daraus können Sie entnehmen, dass gewisse schädliche Wirkungen des Tees unter Umständen recht verheerend sein können. Glauben Sie aber nicht, dass jemand, der sein ganzes Leben hindurch Tee trinkt, schließlich innerlich ganz zerrissen sein müsste. Wenn er durch den Tee nicht in einer derartigen Weise nachteilig beeinflusst wird, ist das nur ein Beweis, dass sein Organismus genügend Widerstandskraft besitzt.

Ebenso wie die Verdauung der Denktätigkeit entspricht, so entspricht die Herz- und Bluttätigkeit dem

Willens- und Begierdenleben; sodass alles, was durch gewisse Stoffe, durch gewisse Arten von Ernährungsmitteln als Wirkung auf das Blut ausgeübt wird, eine Entsprechung in der Willenstätigkeit bewirkt. Das ist besonders zu beobachten, wenn man auf das Umgekehrte sieht. Heute hören Sie vielfach, es sei ein längst überwundener Standpunkt, dass man jemanden durch Gedanken heilen könne; dass zum Beispiel eine Person, die von religiösem Wahnsinn oder auch von Verfolgungswahn befallen ist, nicht durch entsprechende entgegengesetzte Gedanken geheilt werden könne. Was da äußerlich zum Ausdruck kommt, ist nämlich nur ein Symptom, und wenn man dieses äußere Symptom beseitigen könnte, so würde die Krankheit sich auf ein anderes Organ legen und in neuer Gestalt wieder hervortreten. Was die materialistische Heilkunde erforscht hat, weiß der Okkultismus längst. Und nie würde es einem Okkultisten einfallen, eine Wahnvorstellung durch eine Gegenvorstellung heilen zu wollen. Etwas anderes ist es aber, wenn durch die Mittel des Okkultismus viel tiefer eingegriffen wird, nämlich auf das, was als eigentliche Ursache zugrunde liegt. Nehmen Sie einmal an, ein Mensch wäre in der Willens- und Begierdensphäre erkrankt, dann liegt das an gewissen Störungen bestimmter Organe. Dabei kommt nicht nur das Herz in Betracht, sondern manches andere, was damit zusammenhängt. Dann wird der materialistische Arzt sagen: Was sich da kundgibt, kann ich nicht dadurch heilen, dass ich dem Kranken richtige Vorstellungen beibringe. Aber Sie müssen sich eines vorhalten: Im Organismus hat man nicht nur zwei Dinge zu unterscheiden, nicht nur die materielle Grundlage und das, was sich dadurch auslebt; es gibt noch ein drittes Element, das der Okkultist kennt. Wohl steht hinter der unmittelbaren Seelentätigkeit auf dem physischen Plan, also hinter dem, was sich durch Willensimpulse äußert, in der Tat eine organische Tätigkeit. Aber hinter dieser organischen Tätigkeit existiert das Dritte: Das Organ ist aufgebaut vom Geiste, es ist aus einem Geistigen entstanden. Und auf dieses Geistige, das hinter dem Organ als dessen Erzeuger vorhanden ist, muss gesehen werden. Wenn Sie beispielsweise einem religiös Wahnsinnigen eine richtige Vorstellung beibringen wollen, haben Sie damit gar nichts getan. Wenn Sie aber so auf ihn einwirken, dass Sie den Erzeuger der Organtätigkeit treffen – und das ist der Ätherleib –, dann können Sie etwas bei ihm bewirken, nicht durch Vorstellungen, sondern indem Sie etwas tun, was scheinbar in gar keinem Zusammenhang mit dem Vorstellungsleben steht.

Um das zu begreifen, gehen wir einmal von dem Begriff einer religiösen Wahrheit aus. Sie können der Vorstellung der religiösen Wahrheit so gegenübertreten, dass Sie dieselbe begreifen. Dann ist für den Verstand das Nötige getan. Aber wenn Sie noch so viele Vorstellungen einsehen, sie sind für Ihr organisches Leben – das Leben für den Ätherleib wie für den physischen Leib – absolut unwirksam. Deshalb ist es auch unwirksam, wenn Sie einem Kranken durch Überzeugung richtige Vorstellungen beibringen wollen, denn auf seine Willenstätigkeit hat das gar keinen Einfluss. Denken Sie sich aber diese Wahrheit nicht bloß verstandesmäßig wirksam, sondern sagen Sie dem Menschen: Du musst das nicht nur einmal begreifen, sondern du musst diese Vorstellungen jeden Tag von Neuem auf dich wirken lassen; das muss sich Tag für Tag rhythmisch wiederholen, muss von ganz bestimmten Gefühlen und Bildern begleitet sein. Es einmal zu tun, hat nichts zur Folge. Geschieht es aber eine längere Zeit hindurch regelmäßig, dann wirkt es bis in die organische Konstitution hinein. Das ist das, was man Konzentration und Meditation nennt. Also durch eine Stunde wirkt man nicht auf den Menschen. Wenn Sie ihm aber Anweisungen geben und er sie viele Wochen hindurch täglich ausführt, dann wirken Sie schon ein wenig auf den Menschen, denn Sie erreichen das, was hinter dem Organ als dessen Erbauer steht. Der Okkultismus befindet sich auf keinem anderen Boden als die wissenschaftliche Heilweise, aber er weiß viel mehr. Heute kann man diese Vorstellungen freilich noch nicht öffentlich verkünden.

Im weitesten Umfang hängt die Atmungstätigkeit mit dem Gefühls- und Sinnesleben zusammen. Aus diesem Ursprung heraus können Sie wieder über viele Dinge Aufschluss erhalten, wenn Sie sich klar werden, was alles mit der Atmungstätigkeit zusammenhängt und wie dadurch das Gefühls- und Sinnesleben beeinflusst werden kann. Die Atmungstätigkeit setzt voraus, dass dem Blut genügend Sauerstoff zugeführt wird und dass die organischen Stoffe dadurch erhalten werden. Ein Mensch, der an geistigen Dingen Freude hat, der einen geistigen Inhalt besitzt, der ihm eine frohe Stimmung vermittelt und der dauernd auf ihn wirkt, ein solcher Mensch beeinflusst seine Organe vom Geiste her gesundend.

Wenn wir nun noch einmal auf Verdauung und Denktätigkeit zurückkommen, so werden wir finden, dass insbesondere auf diesem Gebiet viel zu tun ist. Man sollte sich darüber klar sein, dass die Menschheit immer mehr zu einer bewussten Ernährungsweise übergehen muss. Wer heute auf diesem Gebiet Erkenntnisse sammelt, begeht freilich oft noch einen bestimmten Fehler. Dieser besteht darin: Der Mensch will zu viel von dem lernen, was er «Natur» nennt; er will ganz und gar nur der Natur folgen. Paracelsus sagt demgegenüber: Man soll nicht ein Knecht der Natur sein. Zwar soll der Arzt durch der Natur Examen gehen, aber er muss ein Künstler sein, er muss die Natur fortsetzen. – Und die wirklichen Heilmittel sieht Paracelsus nicht in dem, was man der Natur unmittelbar entnimmt, sondern in Neuprodukten, die aus dem Geiste der Natur heraus geschaffen werden. So erwartet Paracelsus eine Epoche der Medizin, welche derartige Neuprodukte als eigentlich wirksame Heilmittel verwendet. Um eine Fortsetzung der Natur auf diesem Gebiete handelt es sich einzig und allein.

Wenn heutzutage die Leute begründen wollen, warum eine gemischte Kost für den Menschen das Richtige sein soll, dann pflegen sie zu argumentieren: Pflanzenfresser seien die Wiederkäuer, diese hätten einen besonders veranlagten Magen und entsprechende Verdauungswerkzeuge. Fleischfresser seien die Raubtiere, deren Verdauungswerkzeuge und deren Gebiss auf den Fleischgenuss ausgerichtet seien. Des Menschen Zähne und Verdauungswerkzeuge seien nun ein Mittelding zwischen denen der Wiederkäuer und denen der Raubtiere. Deshalb weise die Natur selbst den Menschen auf eine gemischte Kost hin. – Aber alles in der Welt ist ja gerade im Fluss, im Werden und Wachsen. Nicht wie der Mensch heute ausschaut, sondern wie er anders werden kann, darum handelt es sich. Wird der Mensch zur Pflanzennahrung übergehen, so werden die Organe zurückgehen, die mehr der Fleischnahrung entsprechen, und es werden die Organe ausgebildet werden, die für die Pflanzennahrung notwendig sind. Man muss in Betracht ziehen, wie es einmal war und wie es in der Zukunft werden kann. Man gibt daher dem Menschen nicht die richtige Nahrung, wenn man sie auf seinen gegenwärtigen Status abstellt, sondern erst dann, wenn man seinen inneren Werdegang ins Auge fasst. Durch Statistiken und äußere Tatsachen erfassen Sie nur den äußeren Status, Sie erfassen aber nicht die Richtung, in der sich der Mensch bewegen muss. Man muss die Welt auch ein wenig im Großen betrachten.

Fassen Sie einmal den Nationalcharakter des russischen Bauern, wie er heute ist, und den des Engländers ins Auge. Der russische Bauer wird das Ich so wenig wie möglich betonen. Bei dem Engländer ist das Gegenteil der Fall. Das findet schon einen rein äußerlichen Ausdruck in der Schreibweise. Der Engländer schreibt das Ich groß. Geht man diesem Sachverhalt weiter nach, so findet man, dass in England fünfmal so viel Zucker konsumiert wird als in Russland. Hier zeigt sich also wiederum die gegenseitige Entsprechung von Verdauungstätigkeit und Denktätigkeit. Der Vorgang, welcher in der Verdauung durch Zuführung einer größeren Menge von Zucker bewirkt wird, hat im oberen Menschen sein Korrelat in einer stärkeren Selbstständigkeit der Denkfunktion.

Nun werden Sie sich denken können, dass man in diese Verhältnisse gegebenenfalls auch korrigierend eingreifen kann. Ein Mensch kann seine Ernährung so einrichten, dass er nur kurze Zeit zum Verdauen braucht, während ein anderer vielleicht lange Zeit damit zubringt. Das lässt uns wieder tief in den menschlichen Organismus hineinschauen. Wenn nämlich der eine Mensch Reis isst und schnell mit seiner Verdauung fertig ist, dann bleiben gewisse Kräfte übrig, die ihm alsdann für seine Denktätigkeit zur Verfügung stehen. Ein anderer Mensch, der zum Beispiel Wildente isst und entsprechend längere Zeit zur Verdauung braucht, kann durchaus klug sein; aber wenn er Gedanken produziert, denkt in Wirklichkeit sein Bauch. Der eine kann ein schwacher Denker sein, aber selbstständig denken, der andere ein starker Denker, aber unselbstständig denken. Daraus können Sie wiederum eine Lehre ziehen.

Um noch etwas anderes zu berühren: Die denkbar größte Sorgfalt muss darauf gerichtet sein, dass dem Körper nicht zu viel und nicht zu wenig Eiweißstoffe zugeführt werden. Da muss unbedingt das richtige Maß gefunden werden. Denn innerhalb der Verdauung entsprechen die Eiweißstoffe demjenigen, was in der Denktätigkeit bei der Erzeugung von Vorstellungen vor sich geht. Dieselbe Tätigkeit, welche die Fruchtbarkeit des Denkens bewirkt, wird im unteren Organismus durch die Eiweißstoffe hervorgerufen. Werden diese dem Menschen nicht in ausgewogener Menge zugeführt, dann erzeugen sie einen Überschuss von solchen Kräften, die in der unteren Leibestätigkeit dem entsprechen, was in der oberen die Vorstellung bildet. Nun soll aber der Mensch immer mehr Herr seiner Vorstellungen werden. Darum soll die Zufuhr von Eiweißstoffen in gewissen Grenzen bleiben, sonst wird er von einer Vorstellungstätigkeit überwältigt, von welcher er gerade frei werden sollte. Das hatte Pythagoras im Sinne, wenn er seinen Schülern die Lehre gab: Enthaltet euch der Bohnen!

Freilich kommen dann Leute und sagen: Seht euch den Reisesser an! Das ist ein schwacher Denker. – Ja, dann ist eben ein solcher Mensch bei seinem Reis noch nicht entwickelt, aber es handelt sich nicht darum, dass man nur die Regeln kennt und meint, jeder brauche sie nur auszuführen. Wenn das Untere zum Oberen nicht stimmt, wird man auch dadurch Unheil anrichten können. Nehmen Sie einen Menschen, der sich vor Kurzem dem Vegetarismus zugewandt hat. Dann verläuft bei diesem neuen Vegetarier die Tätigkeit im Unteren in einer ganz bestimmten Weise. Gewisse Kräfte wandeln sich von materiellen in geistige um. Werden sie aber nicht verwendet, so wirken sie nachteilig und können sogar die Gehirntätigkeit beeinträchtigen. Wer sich nicht anders beschäftigt als etwa ein Bankier oder ein gewöhnlicher Stubengelehrter, kann sich dabei sehr schädigen, falls er nicht spirituelle Vorstellungen aufnimmt durch jene Kräfte, die durch seine vegetarische Lebensweise aufgespart werden. So muss der Vegetarier auch zugleich zu einem spirituellen Leben übergehen, sonst soll er lieber Fleischesser bleiben, sein Gedächtnis könnte Störungen erleiden, gewisse Gehirnpartien könnten geschädigt werden und so weiter. Es genügt nicht, sich von Früchten zu ernähren, damit einem die höchsten Gebiete des geistigen Lebens erschlossen werden.

Eine andere Entsprechung im Organismus ist folgende. Der Fortpflanzungsfähigkeit entspricht im oberen Organismus das sogenannte Visionäre, also in gewisser Weise auch die imaginative Seelentätigkeit. Darum wurde von manchen Orden eine gewisse Askese verlangt, doch liegt darin zugleich eine Quelle von ungeheuren Gefahren. Diese können nur durch ein reines inneres Leben abgewendet werden, durch ein festes Vertrauen in die eigene Individualität und durch das Vermögen, in allen Lebenslagen immer gefasst zu bleiben. Gibt man sich keinen Affekten und keinen äußeren Einwirkungen hin, so steht man sicher auf diesem Gebiete und wird schädliche Einwirkungen abwenden können.

Bei der weißen Magie kommt nicht nur ein reines, sondern auch ein starkes und sicheres Leben infrage, eine feste Beherrschung des inneren Lebens, die Fähigkeit, in allen Situationen die Fassung zu bewahren. Besitzen Sie auf der einen Seite wirklich so viel Selbstbeherrschung, dass nichts Sie verblüffen kann, stehen Sie innerlich sicher begründet da, dann werden Sie auch Abstürze leichter überwinden können.

Eine neue Ära kann beginnen, wenn man sich entschließen wird, in allen diesen Dingen die theosophische Weisheit zur Richtschnur zu nehmen. Man wird in der Zukunft beispielsweise studieren müssen, wie man gewisse Kräfte, welche der Organismus hergibt, planvoll umwandeln kann in solche, die für die geistige Erkenntnis verwendet werden können. Im Laboratorium wird einmal ein Stoff produziert werden, der höherwertig sein wird als die Milch. Heute wäre es schon durchaus möglich, ein Nahrungsmittellaboratorium zu begründen und dadurch auch Einfluss auf die Ernährung der Völker zu gewinnen. Aber die Zeit wird kommen, da Schüler der Geisteswissenschaft chemisch arbeiten werden im Einklang mit der werdenden Natur, nicht mit der gewordenen Natur. Goethe sagt in diesem Sinne:

> «Werdend betrachte sie nun,
> wie nach und nach sich die Pflanze,
> stufenweise geführt,
> bildet zu Blüten und Frucht.»

Nehmen Sie diese wenigen Gesichtspunkte hin, die aus einem weiten Gebiet herausgenommen sind, und betrachten Sie sie so, dass man sie ausbauen muss. Dann werden Sie schon sehen, wie Sie aus diesen Dingen geistige Nahrung herausziehen können und welche praktische Bedeutung sie für Sie zu gewinnen vermögen.

DIE KUNST DES HEILENS VOM GESICHTSPUNKTE DER GEISTESWISSENSCHAFT

Vortrag, London, 28. August 1924

Vor allem darf ich meinen herzlichst gemeinten Dank Mrs. Larkins und Dr. Larkins dafür aussprechen, dass ich an diesem Abende wiederum, in Wiederholung desjenigen, was ich schon im vorigen Jahre tun durfte, einiges vorbringen kann, was als eine Auffassung über das Medizinische, über die kranke Menschenwesenheit im Gegensatz zur gesunden und über Heilverfahren aus der anthroposophischen Weltauffassung und Forschungsweise heraus gewonnen werden kann.

Wenn ich mit ein paar einleitenden Worten etwas vorausschicken dürfte, so sollte es vor allen Dingen dieses sein: Was durch Anthroposophie, wie sie hier gemeint ist, zu einzelnen Lebenszweigen, zum Beispiel also zum medizinischen, hinzugefügt werden soll, das will nicht irgendwie in einen Widerspruch treten mit demjenigen, was man heute als wissenschaftliche medizinische Auffassung hat. Wenn man gerade von solchen Gesichtspunkten aus spricht, wie ich es am heutigen und morgigen Abend tun werde, wird man sehr leicht deshalb missverstanden, weil von vornherein heute die Auffassung herrscht, dass dasjenige, was nicht sich beschränkt auf das sogenannt exakt Festgestellte, etwas Sektiererisches sei, dass das etwas sei, das im wissenschaftlichen Sinne nicht ernst genommen werden kann. Deshalb möchte ich von vornherein bemerken: Gerade diejenige Anschauung, die auf Anthroposophie auch das Medizinische stützen will, ist nicht nur voller Anerkennung, sondern auch voll Verständnisses alles desjenigen, was an Bedeutsamem, an Großem in der neueren Zeit auch auf medizinischem Gebiete geleistet worden ist. Und es kann gar nicht die Rede davon sein, dass irgendwie eine dilettantische oder laienhafte Polemik mit demjenigen, was ich sagen werde, geführt werden soll gegen dasjenige, was heute anerkannte medizinische Heilweise oder dergleichen ist. Es handelt sich lediglich darum, dass im Verlauf der letzten Jahrhunderte unsere ganze Weltanschauung eine Form angenommen hat, welche sich beschränkt in der Forschung auf dasjenige, was durch die Sinne festgesetzt werden kann, entweder durch das Experiment oder durch unmittelbare Beobachtungen, und auf das, was dann der menschliche Verstand auf Grundlage dessen, was sinnlich geschaut wird, kombinieren kann.

Diese Art und Weise des Forschens hatte für Jahrhunderte ihre volle Berechtigung. Denn die Menschheit wäre, wenn sie die alten Wege fortgesetzt hätte, ganz und gar ins Phantastische, ins Träumerische gekommen, wäre zu willkürlichen Annahmen und zu einem wüsten Hypothesenbauen gekommen. Aber das gilt denn doch, dass der Mensch, so wie er nun einmal in der Welt steht zwischen Geburt und Tod, nicht ein Wesen ist, das sich durch die Sinne und durch den Verstand wirklich erkennen lässt, dass der Mensch ebenso einen real übersinnlichen Teil hat, wie er einen real sinnlichen Teil hat.

Und wenn wir von dem gesunden und kranken Menschen sprechen, dann können wir nicht anders, als uns auch die Frage stellen: Ist denn Gesundheit und Krankheit wirklich in der Weise allein zu erkennen, wie man das heute will durch die Erforschung des physischen Leibes mithilfe der Sinneswerkzeuge, mithilfe derjenigen Werkzeuge, welche die Sinne ergänzen, die zu unseren Experimenten führen, und mithilfe des Verstandes? Und da kann uns ja eine wirkliche – nicht eine vorurteilsvolle – geschichtliche Betrachtung lehren, dass die Erkenntnis vom Menschen von ganz anderem ausgegangen ist als von der bloßen Sinnesbeobachtung. Wir haben ja nun einmal eine lange menschheitliche Entwicklung auch in Bezug auf das geistige Leben hinter uns.

In alten Zeiten, wir können sagen, noch vor drei Jahrtausenden, aber durchaus noch in der Zeit, in der das Griechentum, das ältere Griechentum geblüht hat, gab es ja nicht Schulen, an denen man so lernte, wie man in heutigen Schulen lernt. An den heutigen Schulen lernt man so, dass man als jüngerer Mensch an die Hochschule herankommt und nun das ganze Gefüge seiner Seele fertig hat. Man wird an die einzelnen wissenschaftlichen Disziplinen geführt, zum Beispiel auch an die für die Medizin vorbereitende Disziplin, und man soll da urteilen nach dem Stande der Seele, den man als achtzehn-, neunzehn- und zwanzigjähriger Mensch einnimmt.

Dies war nicht der Standpunkt des Lernens in älteren Zeiten, sondern der Standpunkt des Lernens in älteren Zeiten war der, dass man zuerst in der Seele Kräfte zu entwickeln hatte, sich weiterzuerziehen hatte, weiterzuentwickeln hatte, um dann dasjenige erst zu erkennen, was eigentlich am Menschen ist.

Nun, gerade dadurch, dass in älteren Zeiten die Menschen durch ihre mehr primitive Seelenart nicht zur Phantastik neigten, war es möglich, in den sogenannten Mysterien alle Lebenszweige auf Grundlage zunächst einer solchen geistigen Schulung, einer solchen geistigen Disziplin zu erlernen.

Das hat etwa aufgehört, ich möchte sagen, gerade seit der Begründung unserer Universitäten im 12., 13., 14. Jahrhundert. Seit jener Zeit lernen wir nur noch auf rationalistische Weise. Der Rationalismus, der zu einer scharfen Logik führt, er führt aber auch auf der anderen Seite wiederum dazu, nur das äußere Materielle sehen zu können.

Nun hat einmal die neuere Zeit im Laufe der letzten Jahrhunderte ein großartiges Kapital an äußeren sinnlichen Wahrheiten hervorgebracht. Das ist nicht zu leugnen. Wir haben sogar ein so außerordentlich großes Kapital an sinnlichen Wahrheiten der Biologie, der Physiologie, aller die Medizin namentlich vorbereitenden Wissenschaften, dass wir gar noch nicht dazu gekommen sind, alle die einzelnen Beobachtungen zu ordnen. Es ist ungeheuer viel in den Beobachtungen, aus dem noch Unermessliches gewonnen werden kann. Aber zurückgetreten ist in diesen letzten Jahrhunderten alle Anschauung der Menschen, die dahin geht, man müsse die Seelen dazu bringen, auch das Übersinnliche zu schauen. Dadurch aber ist es eigentlich unmöglich geworden, die menschliche Wesenheit nach Gesundheit und Krankheit wirklich real zu erforschen. Um das einigermaßen zu erhärten, was ich sage, möchte ich nur darauf hinweisen, dass es auch heute möglich ist, wie ich in meinen Büchern, unter anderem auch in dem Buch, das unter dem Titel «Initiation» hier übersetzt ist, dargestellt habe, die Seele heraufzubringen zum Erfassen des Spirituellen im Menschen gegenüber dem Materiellen, gegenüber dem Physischen.

Dieses Spirituelle im Menschen ist für eine geistige Beobachtung ebenso schaubar, ebenso sichtbar zu machen wie das Physische, das Materielle für die Sinnesbeobachtung. Nur wird die Sinnesbeobachtung unserem Körper organisch eingegliedert, ohne dass wir etwas dazu tun; die geistige Beobachtung müssen wir uns erwerben. Diese geistige Beobachtung, sie kann aber herbeigeführt werden durchaus nicht etwa durch allerlei mystische, nebulose Trainierungen, sondern sie kann gerade dadurch herbeigeführt werden, dass man das strenge Leben im Gedanken, das Ruhen auf dem Gedanken in sich ausbildet. Man muss nur dasjenige, was man sonst wie fertig besitzen will, dieses Ruhen im Gedanken, dieses Leben im Gedanken, methodisch in Seelenerziehung umwandeln. Wenn man es wirklich, so wie man sonst im Äußeren experimentiert, dazu bringt, eine Zeit lang sozusagen mit der Seele selber zu experimentieren, die Seele ruhen zu lassen auf einem leicht überschaubaren Gedanken, ohne dass man dabei etwa verfällt in irgendeine Autosuggestion, in irgendeine Art herabgedämmerten Bewusstseins, etwa in einen hypnotischen Zustand, sondern wenn man so übt, dass man dasjenige, was mit dem gewöhnlichen Denken behalten werden kann, weiterbildet – die Besonnenheit bleibt, aber innerlich-seelisch das durchgeführt wird, dass äußerlich trivial physisch das zutage tritt, dass, wenn man einen Muskel immerfort trainiert, er sich stärkt, man mehr damit kann –, wenn man die Seele fort und fort methodisch betätigt, so wird sie stärker, wird kräftiger, schaut anderes.

Das Erste, was sie schaut, ist, dass der Mensch tatsächlich nicht bloß aus diesem physischen Leib besteht, den man entweder mit bloßem Auge oder durch das Mikroskop oder irgendwie sonst untersuchen kann, sondern dass der Mensch außer diesem physischen Leib einen Ätherleib an sich trägt. Stoßen Sie sich nicht an dem Terminus «Ätherleib», ich konnte ebenso gut einen anderen Ausdruck wählen, aber man muss eben einen

Terminus haben. Man kann also schauen am Menschen außer dem gewöhnlichen physischen Leibe, der in der Art gestaltet ist, der durch Anatomie und Physiologie in unserem heutigen Sinne untersucht werden kann, den Ätherleib. Der ist nicht einerlei mit dem, was die dilettantische Lebenskraft in früheren wissenschaftlichen Zeitaltern darstellte, der ist etwas wirklich Wahrnehmbares, wirklich Schaubares. Und soll ich Ihnen einen qualitativen Unterschied dieses Ätherleibes vom physischen Leibe geben, so möchte ich herausgreifen aus den zahlreichen qualitativen Unterschieden, die da bestehen, nur den: Der physische Leib des Menschen unterliegt der Schwere, der Gravitation. Er tendiert nach der Erde hin. Der Ätherleib des Menschen tendiert nach der Peripherie des Weltenalls, das heißt nach allen Seiten. Wir rechnen gewöhnlich, weil wir ja heute gerne der Waage uns in der Forschung bedienen, mit dem, was schwer ist. Aber dem Schweren stellt der menschliche Organismus dasjenige entgegen, was nicht nur nicht schwer ist, sondern was wegstrebt von der Erde, was der gewöhnlichen Erdengravitation entgegenstrebt. So tragen wir nicht nur Schwerekräfte in uns, sondern wir tragen Kräfte in uns, die von der Erde wegstreben.

Das ist der erste übersinnliche Leib. Ich könnte noch viele andere ätherische Merkmale für diesen ersten übersinnlichen Leib nennen, aber ich will mich darauf beschränken. Wir haben sozusagen in uns einen ersten Menschen, den physischen Menschen, der in Bezug auf die Erde zentripetal orientiert ist, hinstrebt nach der Erde; wir haben einen zweiten Menschen, der zentrifugal orientiert ist, der wegstrebt von der Erde. Wir haben das eigentliche Leben dadurch gegeben, dass das Gleichgewicht gehalten werden soll zwischen diesen beiden Konfigurationen der menschlichen Wesenheit, dem schweren, der Gravitation unterliegenden physischen Leib und dem nach allen Seiten des Weltenalls strebenden ätherischen Leib, der unsere zweite Organisation ist.

Nun nehmen Sie nur einmal diese Konfiguration der Kräfte des physischen Leibes, des Ätherleibes. Sie können sich sagen: Der Ätherleib strebt nach allen Seiten; er will also gewissermaßen immer so groß werden wie das Weltenall. Der physische Leib unterliegt der Gravitation, der Schwere. Er strebt nach dem Mittelpunkt der Erde. Er rundet den Ätherleib, sodass der Ätherleib das Weltenall, den Kosmos nachahmt, aber zunächst vom physischen Leib in seinen Grenzen gehalten wird. Und so nur bekommen wir eine wirkliche, durchdringende, reale Anschauung vom Menschen, wenn wir das Gleichgewicht zwischen dem physischen Leib und dem ätherischen Leib ins Auge fassen.

Nun weiter! Haben wir also wirklich einmal einen Begriff von diesen von der Erde wegstrebenden zentrifugalen Kräften, dann sehen wir diese zentrifugalen Kräfte auch in den Pflanzen. Physisch sind für uns nur die Mineralien. In denen finden wir nichts von zentrifugalen Kräften. Die Mineralien sind rein der Gravitation unterworfen. Bei den Pflanzen finden wir auch die äußere Gestalt, die sie haben, als Resultat der beiden Kräfte. Aber wir werden uns auch klar darüber, dass wir nicht bei diesen zwei Konfigurationen stehen bleiben können, wenn wir Höheres in der Organismenreihe als die Pflanzen betrachten wollen, denn die Pflanze hat ihren Ätherleib; das Tier, wenn wir es betrachten, es hat Leben in sich, wie wir es als Empfindung bezeichnen. Es erschafft innerlich sich eine Welt. Das macht uns darauf aufmerksam, dass wir weiterforschen sollen.

Nun können wir tatsächlich das menschliche Bewusstsein weiter ausbilden. Es ist schon eine Ausbildung des Bewusstseins, wenn wir dazu kommen, nun nicht bloß den physischen Leib des Menschen zu sehen, sondern diesen physischen Leib eingebettet wie in einer Wolke im Ätherleib zu sehen.

Aber das ist nicht alles am Menschen; sondern wir können nun, wenn wir so, wie wir einen Armmuskel verstärken, indem wir ihn fortwährend belasten mit Kraftanstrengung, unsere Seele verstärken und kräftigen, dass sie sozusagen mehr und mehr Realität in ihren Gedanken hat, dann können wir zu dem anderen übergehen, was jetzt schwierig ist, nicht so leicht ist; wir können dazu übergehen, diese Gedanken, die dann stark in uns sind, weil wir sie ja erkraftet haben, diese Gedanken zu unterdrücken.

Wenn man im gewöhnlichen Bewusstsein nach und nach zum Verlöschen bringt das Sehvermögen, das Hörvermögen, die Sinne, das Denken, so schläft der Mensch ein – ein leicht auszuführendes Experiment. Wenn man aber in dieser Weise die Seele erkraftet hat, wie ich es geschildert habe, durch eine Denktrainierung, durch eine Trainierung des ganzen Vorstellungs- und Gefühlslebens, dann kann man dieses Gefühlsleben wiederum unterdrücken. Denn vor allen Dingen kommt man zu einem Zustand, in dem man nicht schläft, in dem man sehr wach ist. Man muss sogar achtgeben, dass man nicht den Schlaf verliert, wenn man diesen Zustand ausbildet. Doch wenn man so verfährt, wie ich es in meinen Büchern dargestellt habe, sind alle Vorkehren dazu getroffen, dass man nicht Störungen in seinem Leben erfährt. Man gelangt dazu, recht wach zu sein, aber nichts mehr zu sehen, zu hören, was sonst die Sinne wahrnehmen. Man gelangt auch dazu, die gewöhnliche Erinnerung, das gewöhnliche Gedächtnis wegzubringen. Man steht da vor der Welt mit leerem, aber ganz wachem Bewusstsein.

Dann sieht man einen dritten Organismus im Menschen, den ich – stoßen Sie sich wieder nicht an dem Terminus – den astralischen Organismus nenne. Ihn haben auch die Tiere. Er ist dasjenige, was am Menschen die Möglichkeit hervorruft, nicht nur den Ätherleib zu haben mit den Kräften, die wegstreben von der Erde, sondern ein wirkliches Innenleben zu entfalten, Empfindung zu entfalten. Das ist etwas, was nun weder zusammenhängt mit den Tiefen der Erde noch mit den Weiten des Weltenalls, sondern das ist etwas, was zusammenhängt mit einem innerlichen Durchdrungensein mit Kräften, die man schauen kann als astralischen Leib. Das ist ein drittes Glied der menschlichen Organisation. Ich werde von einem vierten Gliede nachher noch zu sprechen haben. Ich möchte von diesem dritten Gliede nun das Folgende sagen.

Lernt man dieses dritte Glied der menschlichen Organisation kennen auf dem Wege, wie ich es angedeutet habe, so ist das wissenschaftlich etwas ungeheuer Aufklärendes, denn jetzt ist es einem plötzlich, wenn man das kennenlernt, wie wenn einem die Schuppen von den Augen fielen. Denn vorher sagt man sich eigentlich, wenn man wirklich unbefangen nachdenkt über das menschliche Wachsen: lauter Unmöglichkeiten! – Man sieht den Menschen wachsen von Kindheit auf; seine Vitalkräfte sind tätig; immerzu wächst der Mensch. Aber er wächst ja nicht nur, er entwickelt Bewusstsein, er entwickelt eine innerliche Spiegelung der äußeren Welt, Bewusstsein entwickelt er. Kann das vom Wachsen kommen? Kann das von denselben Kräften kommen, die der Ernährung zugrunde liegen, dem Wachstum zugrunde liegen?

Ja, wenn die Organkräfte, die der Ernährung und dem Wachstum zugrunde liegen in uns, die Oberhand gewinnen, so wird ja das Bewusstsein gerade trüb. Wenn also irgendetwas in uns sitzt, was eine Hypertrophie der Wachstumskräfte darstellt, irgendetwas, das uns übermannt, was die Ernährungskräfte darstellt, sogleich wird das Bewusstsein getrübt. Wir brauchen etwas, was nicht mit diesen Wachstums-, mit diesen Ernährungskräften zusammenfällt, sondern was diesen Kräften geradezu entgegenarbeitet. Der Mensch wächst fortwährend, ernährt sich fortwährend; aber wir haben in unserem astralischen Leib, wie ich ihn eben beschrieben habe, etwas, was fortwährend wiederum das Wachstum, die Ernährung unterdrückt, abbaut.

So haben wir im Menschen Aufbau durch den physischen Leib im Anschluss an die Erde, Aufbau im ätherischen Leib im Anschluss an den Kosmos, Abbau im astralischen Leib, fortwährenden Abbau. Der astralische Leib baut fortwährend die organischen Prozesse ab, baut das Zellenleben ab, das Drüsenleben ab, baut ab.

Das ist das Geheimnis der menschlichen Organisation. Jetzt begreifen wir, warum der Mensch eine Seele hat. Wenn der Mensch fortwährend wie eine Pflanze wächst, kann er keine Seele haben. Die Wachstumsprozesse müssen erst abgebaut werden; die vertreiben ja die Seele. Wenn wir immerfort in unserem Gehirn Wachstums-, Aufbauprozesse hätten, nicht Abbauprozesse, Zerstörungsprozesse hätten, könnten wir keine Seele aufnehmen. Die Evolution schließt alle Geradlinigkeit aus. Die Evolution muss nach einer Richtung zurückgehen. Es muss wiederum Platz gemacht werden, abgebaut werden. Das ist das Geheimnis der menschlichen Wesenheit, jeder beseelten Wesenheit.

Ich möchte heute darstellen, ich möchte sagen, das

spirituell Physiologische, spirituell Biologische und morgen dann übergehen zu der Beschreibung einzelner Krankheiten und ihrer Heilprozesse. Deshalb wollte ich mit dieser Auseinandersetzung zunächst beginnen und werde mir erlauben, fortzufahren, wenn dieser Teil übersetzt ist.

Solange wir bei der tierischen Organisation stehen bleiben, haben wir es zu tun mit diesen drei Organisationen, dem physischen Leib, dem ätherischen Leib, dem astralischen Leib. In dem Augenblicke, wo wir an den Menschen herantreten, finden wir, wenn wir mit derselben inneren Seelentrainierung weiterschreiten, dass wir ein weiteres Glied der Organisation für die geistige Anschauung vor uns haben.

Wenn wir das Tier gerade mit der geistigen Anschauung durchdringen, so finden wir im Tiere gewissermaßen miteinander neutralisiert, nicht deutlich voneinander geschieden: Denken, Fühlen, Wollen. Man kann beim Tiere gerade, wenn man es durchschaut, nicht sprechen von einem getrennten Denken, Fühlen und Wollen, nur von einer neutralen Vermischung dieser drei Elemente. Beim Menschen beruht das innere Leben gerade darauf, dass er seine Absichten im ruhigen Denken erfassen kann, bei diesen ruhigen Absichten sogar noch stehen bleiben kann, sie ausführen kann, nicht ausführen kann. Das Tier, wenn es einen Impuls hat, führt es ihn aus. Der Mensch trennt Denken, Fühlen und Wollen. Wie das zustande kommt, durchschaut man erst, wenn man das innere seelische Schauen weiter fortführt bis zu dem vierten menschlichen Gliede, zu der Ich-Organisation, sodass wir im Menschen unterscheiden physischen Leib, ätherischen Leib, Astralleib, den der Mensch noch mit den Tieren gemeinschaftlich hat, und die eigentliche Ich-Organisation.

Wir haben gerade uns vor die Seele gestellt, dass der astralische Leib die Prozesse des Wachstums abbaut, die Prozesse der Ernährung fortwährend zurückstaut, gewissermaßen ein langsames Sterben in den menschlichen Organismus hineingliedert. Die Ich-Organisation rettet nun aus diesem Abbau wiederum gewisse Elemente, und von demjenigen, was durch den astralischen Leib schon abgebaut ist, ich möchte sagen, die aus dem Ätherleib und dem physischen Leib herausfallenden Stoffe, die schon im Abbau sind, baut die Ich-Organisation neuerdings auf. Das ist eigentlich das Geheimnis der menschlichen Natur.

Wenn wir ein menschliches Gehirn betrachten, so sehen wir in den hellen Partien, in den mehr unter der Oberfläche liegenden Partien des Gehirns, den Partien, die als Nervenstränge von den Sinnen ausgehen, eine sehr komplizierte Organisation, aber eine Organisation, die für denjenigen, der sie durchschauen kann, in Abbau begriffen ist, in fortwährendem Abbau in Wirklichkeit, wenn der Abbau auch sehr langsam geht, sodass er mit grober Physiologie nicht verfolgt werden kann. Aber aus alledem baut sich auf im Menschen, der sich dadurch gerade vom Tiere unterscheidet, das peripherische Gehirn, das eigentlich der menschlichen Organisation zugrunde liegende Gehirn. In Bezug auf den menschlichen Bau ist eigentlich das zentrale Gehirn, die Fortsetzung der Sinnesnerven und ihre Verbindungen, vollkommener. Das äußere Gehirn, das der gewöhnlichen Organisation des Menschen zugrunde liegt, ist eigentlich mehr noch ein dem Stoffwechsel naheliegendes Organ als die tieferen Partien des Gehirns. Aber dafür ist auch dieses, das dem Menschen eigentümliche peripherische Gehirn, das eigentliche Stirngehirn, eigentlich durch die Ich-Organisation herausgerettet aus demjenigen, was sonst schon zerfällt. Und so geht es durch den ganzen menschlichen Organismus. Die Ich-Organisation rettet aus dem Zerfall, den der astralische Leib bewirkt, wiederum gewisse Elemente, aus denen nun aufgebaut wird dasjenige, was dem harmonisch geordneten Denken, Fühlen und Wollen des Menschen zugrunde liegt.

Ich kann diese Dinge natürlich nur andeuten, möchte aber doch darauf hinweisen, dass wir auf dem Gebiet der geistigen Forschung genau ebenso exakt verfahren, wie nur irgendeine äußere Wissenschaft experimentierend verfahren kann, und uns auch verantwortlich fühlen, sodass wir uns jederzeit fragen: Stimmt dasjenige überein, was wir im geistigen Schauen finden, mit demjenigen, was Ergebnis der äußeren empirischen, physischen Forschung ist? – Anderes wird nicht in Wirklichkeit, wenigstens prinzipiell nicht gelten gelassen.

Aber gerade der Bau des Gehirnes weist uns hin auf dieses, was man dann mit dem Schauen, mit dem geistigen Schauen, mit dem spirituellen Wahrnehmen erkennt: dass beim Menschen zu den drei Gliedern, dem physischen Leib, dem Ätherleib, dem astralischen Leib, die Ich-Organisation zugrunde liegt, die gewissermaßen einen Parasiten aus den Zerfallsprodukten wiederum aufbaut, gewissermaßen wiederum lebendig macht. So haben wir vier Glieder der menschlichen Organisation. Diese vier Glieder der menschlichen Organisation müssen zueinander im gesunden menschlichen Organismus ganz bestimmte Verhältnisse haben.

Ich möchte, wenn ich mich durch ein wissenschaftliches Analogon ausdrücken soll, Folgendes sagen: Wir bekommen nur Wasser, wenn wir Wasserstoff und Sauerstoff in einer gewissen Weise nach den Gewichtsverhältnissen miteinander vereinigen; in einer anderen

Weise wird aus Sauerstoff und Wasserstoff nicht Wasser. Wasserstoff und Sauerstoff haben eine gewisse Relation zueinander. Ist diese Relation erfüllt, entsteht Wasser.

Ebenso ist der Mensch da, wenn eine normale Relation – wenn ich mich dieses Ausdruckes bedienen darf – zwischen physischem Leib, ätherischem Leib, astralischem Leib und Ich-Organisation ist. Wir haben nicht nur vier, sondern vier mal vier Relationen. Alle können gestört werden. Es kann der ätherische Leib präponderieren, denn das Lebendige unterscheidet sich von dem Toten dadurch, dass zwar ein Gleichgewicht da ist, dieses Gleichgewicht aber labil ist. Wasser entsteht einfach nicht, wenn nicht die Relation zwischen Wasserstoff und Sauerstoff da ist. Im menschlichen Organismus aber kann ein abnormes Verhältnis eintreten zwischen dem ätherischen Leib und dem physischen Leib oder zwischen dem astralischen Leib und dem ätherischen Leib oder zwischen der Ich-Organisation und einem dieser Glieder. Alle sind sie miteinander verbunden, haben bestimmte Relationen zueinander. Werden sie gestört, haben wir den kranken Organismus vor uns.

Nun aber ist diese Relation, die man durchschauen kann, nicht etwa eine durch den ganzen Menschen hindurchgehende gleichmäßige, sondern sie ist für jedes menschliche Organ verschieden. Betrachten wir eine menschliche Lunge, so stehen in der menschlichen Lunge physischer Leib, ätherischer Leib, astralischer Leib und Ich-Organisation in einem anderen Verhältnis als im Gehirn oder in der Leber. Dadurch gerade ist der Mensch eine so komplizierte Organisation, dass in jedem seiner Organe das Spirituelle und das Materielle in verschiedenen Verhältnissen stehen.

Wenn ich mich heute mehr im Allgemeinen aufhalten darf – ich werde auf Spezielles morgen eingehen –, so möchte ich von diesem Allgemeinen sagen: Da kann für ein Organ, sagen wir Leber, Niere, eine zu starke Astralität vorhanden sein. Ich möchte sagen, es ist ein bestimmtes, für den gesunden menschlichen Organismus taugliches Verhältnis zwischen der Niere als physischem Organ, ätherischem und astralischem Leib und Ich-Organisation da. Es kann die astralische Organisation in der Niere überwiegen, sie kann zu stark sein. Sie kann auch zu schwach sein. Beides bedeutet eine Nierenkrankheit.

Dasselbe aber, Zu-schwach-Sein der astralischen Organisation oder Zu-stark-Sein, ist in einem anderen Organ anders. Sie sehen daraus, es muss genau so, wie der physische Anatom, der physische Physiologe, nach den äußeren physischen Merkmalen den Organismus des Menschen studiert, so muss exakt, nachdem einmal dieses allgemeine spirituelle Schauen zugegeben und geübt ist, die menschliche Organisation studiert werden, Gesundheit und Krankheit jedes Organes für sich beobachtet werden, erkannt werden. Dadurch gelangt man allmählich zu einer vollständigen, zu einer totalen Erkenntnis des menschlichen Organismus. Man erkennt den menschlichen Organismus nicht, wenn man ihn bloß seiner physischen Organisation nach kennt. Man erkennt ihn erst, wenn man ihn nach diesen genannten vier Gliedern erkennt. Und man durchschaut das Wesen einer Krankheit erst dann, wenn man sagen kann, wie im menschlichen Organismus irgendeines der vier Glieder, die genannt worden sind, da oder dort entweder zu stark prädominiert oder zu stark zurücktritt. Dadurch, dass man auf diese Dinge den geistigen Blick hinzulenken vermag, kommt man in der Tat zu einer eben spirituell neben dem Materiellen gehaltenen Diagnose. Und es wird auf dem Gebiet der anthroposophischen Medizin, das da bearbeitet wird, kein Mittel, das die gewöhnliche Medizin hat, vernachlässigt; davon kann gar nicht die Rede sein. Dagegen wird hinzugefügt zu alledem dasjenige, was durch dieses Durchschauen der menschlichen Organisation nach ihren vier Gliedern eben möglich ist in der Beurteilung des gesunden oder kranken Menschen.

Dazu kommt aber, dass es auch möglich ist, die spirituelle Anschauung nicht nur im Menschen, in Bezug auf den Menschen zu haben, sondern diese spirituelle Anschauung in Bezug auf die ganze Natur zu haben, das heißt, die ganze Natur nicht nur physisch zu durchschauen, sondern sie auch geistig zu durchschauen. Dadurch aber ist man erst wiederum in der Lage, die Beziehung des Menschen zur Natur, im Speziellen in der Medizin, die Beziehung des Menschen zu den Heilmitteln zu finden.

Betrachten wir eines. Ein sehr verbreiteter Stoff der Erdenorganisation ist die Kieselsäure. Die Kieselsäure ist in den schönen, so viel auf der Erde verbreiteten Quarzkristallen enthalten; aber auch fein verteilt in der Luft ist Kieselsäure. Achtundzwanzig Prozent der gesamten Substanz an der Erdoberfläche ist Kieselsäure, achtundvierzig Prozent Sauerstoff. Also Kieselsäure ist kaum viel weniger vorhanden als Sauerstoff auf der Erde. Die Kieselsäure bildet die schönen hellen, sechsseitigen Prismen, sechsseitigen Pyramiden. Wir finden sie in unseren Gebirgen, stellen sie uns ins Zimmer als besondere Stücke, die wir bewundern unter unseren Mineralien.

Diese Kieselsäure stellt einen unendlich wichtigen Bestandteil unserer Erde dar. Aber für denjenigen, der so, wie ich es angedeutet habe, die Dinge auch geistig durchschauen kann, ist alles dasjenige, was sich in allem Quarz, in allem Kieseligen darstellt, zugleich die äußere Offenbarung eines Geistigen.

Da wird der heutige Mensch noch rebellischer, als er wird, wenn man ihm beim Menschen vom Geiste redet. Beim Menschen lässt er sich es manchmal gefallen. Wenn man ihm aber von der Natur spricht, dass überall, wo ein Naturwesen sitzt, auch Geist drinnensitzt in dem Naturwesen: das lässt er sich nicht gefallen! Denn da will er sich überall mit der physischen Natur Genüge tun. Aber es ist nicht so. Es ist ein ganz gewaltiger Unterschied, wenn wir Kieselsäure unter uns haben und sie geistig durchschauen, zum Beispiel Quarzkristall oder auch ganz feine Kieselsäure, oder wenn wir Kohlensäuregas durchschauen mit dem trainierten Bewusstsein. Man ist eben heute gewöhnt, die gewöhnlichen physischen Merkmale gelten zu lassen: Kohlensäure ist Carbo, Kohlenstoff, und Oxygen, Sauerstoff; Kieselsäure ist Silizium und Sauerstoff, und man beurteilt Sauerstoff und Kiesel nach den Eigenschaften, die sie in der Retorte zeigen, die man sonst nach Reaktionen im chemischen Laboratorium beobachten kann. Ebenso Kohlenstoff und Sauerstoff.

Aber zu alledem kommt Geistiges. Und das ist nun so, dass bei allem Kieselsäurigen, bei alledem, was so ist, wie in festem Zustande der Quarz ist, der Bergkristall, den wir draußen in unseren Hochgebirgen finden, bei alledem ist es so, dass diese Substanz, diese kieselige Substanz, allem Geistigen einen freien Weg gibt. Die Kieselsäuresubstanz lässt alles Geistige der Welt, das in der Welt webt und lebt, immer durch sich durchgehen.

Das ist das Merkwürdige, wenn man einen Quarzkristall vor sich hat: Er ist wie eine Durchgangsstation für das Geistige. Es sind ja um die Erde herum achtundzwanzig Prozent der Gesamtsubstanz Kieselsäure, und durch alles, was im Kieselsäureprozess ist, geht das Geistige durch, wie eben das Licht durch etwas Durchsichtiges durchgeht. Aber der Bergkristall Quarz kommt ja auch im sogenannten Undurchsichtigen vor als sogenannter Rauchtopas; trotzdem das Licht nicht durchgeht, geht alles Geistige durch.

Also wir haben es zu tun in der Natur mit solchen Stoffen, die einfach für den Geist durchlässig sind. Sie sind Träger des Geistes. Geist ist in ihnen, sie nehmen ihn überall auf, halten ihn nirgends zurück zugleich. Sie sind die wahren Durchgangsstationen für den Geist.

Verhalten sich solche Substanzen wie Kieselsäure in dieser Art zum Spirituellen, so ist es ganz anders bei der Kohlensäure. Die Kohlensäure hat die Eigentümlichkeit – und es ist in allem Physischen auch Geistiges –, dass, wenn Geistiges in die Kohlensäure kommt, es darinnen individualisiert wird. Die Kohlensäure will mit aller Kraft alles Geistige festhalten. Das Geistige selber wählt sich die Kohlensäure, um drinnen zu wohnen. Wenn das Geistige in das Kieselige kommt, will es weiter, will alles Kieselige auskosten. Wenn es an Kohlensäure herankommt, will es drinnenbleiben. Es fühlt sich an dem Orte, wo es die Kohlensäure ergriffen hat, außerordentlich heimisch.

Darauf beruht das Folgende: Beim Tiere haben wir in Atmung, Blutzirkulation den Kohlensäureprozess. Er ist vorzugsweise gebunden an den astralischen Leib. Der astralische Leib arbeitet; er arbeitet fortwährend in dem Kohlensäureprozess. Der Kohlensäureprozess ist das äußerlich Physische beim Tier, der astralische Leib ist das innerlich geistig Arbeitende. Das Spirituelle ist der astralische Leib; sein physisches Korrelat ist der Kohlensäureprozess, der dem Ausatmen zugrunde liegt.

Die Ich-Organisation ist das spirituell Innerliche. Wir haben Kieselsäure in den Haaren, in den Knochen, in unseren Sinnesorganen, wir haben Kieselsäure an die ganze Peripherie des Leibes verteilt, überall, wo der Mensch irgendwie mit den Kräften der Außenwelt in Berührung kommt, ist Kieselsäure. Diese Kieselsäure ist das äußerliche Korrelat, die Wirksamkeit nach außen für die Ich-Organisation. Astralischer Leib: das innerlich Spirituelle; Kohlensäureprozess: das äußerlich Physische. Kieselsäureprozess: das äußerlich Physische; Ich-Organisation: das Innerliche.

Nun bedenken Sie, die Ich-Organisation muss in einer gewissen Weise stark genug sein, um all den Kieselsäureprozess, der in ihr ist, zu verarbeiten, zu beherrschen. Ist die Ich-Organisation zu schwach, so fällt physisch der Kieselsäureprozess heraus: ein Krankheitsprozess. Der astralische Leib muss stark genug sein, den Kohlensäureprozess zu beherrschen; ist er zu schwach dazu, fallen Kohlensäure oder ihre Zerfallsprodukte heraus: Beginn der Krankheit.

Man schaut also, indem man den starken oder schwachen astralischen Leib kennenlernt, gerade im Spirituellen die Ursache der Krankheit. Man schaut, indem man die Ich-Organisation kennenlernt, die Ursache all derjenigen Erkrankungen, die entweder einen falschen Kieselsäurezerfall im Körper bewirken oder denen man irgendwie – wir werden davon morgen sprechen – therapeutisch beikommen muss durch einen Kieselsäureprozess. Aber dasjenige, was daraus hervorgeht, ist ja das Folgende.

Mit der bloßen physischen Naturwissenschaft kann man als Heilmittel Kieselsäure irgendwie verarbeitet verabreichen. Es gibt dies ja natürlich; obwohl in der heutigen Medizin seltener Kieselsäure verwendet wird,

wird sie doch verwendet. Aber man denkt dabei doch nur an das, an was der Chemiker denkt, an diese Verbindung von Kieseligem und Sauerstoff, SiO_2. Man denkt nur an das. In Wahrheit verabreicht man aber, wenn man Kieselsäure verabreicht, eine solche äußere materielle Substanz, die nicht den Geist zusammenhält, sondern nur durch sich durchgehen lässt. Das muss man wissen. Verabreicht man dem Menschen Kieselsäure als Heilmittel, so muss man das Präparat so gestalten, dass der Geist in der richtigen Weise drinnensitzt.

Bei Heilmitteln, wo die Kohlensäure drinnensitzt, muss man sich bewusst sein: Da drinnen arbeitet der astralische Leib.

Es ist also möglich, an eine Therapie zu denken, die nicht bloß mit den chemischen Agenzien, mit den chemischen Kräften arbeitet, sondern die ein Heilmittel mit dem vollen Bewusstsein verabreicht: Geradeso wie du eine Portion physische Substanz verabreichst oder wie du in einer bestimmten Prozentuallösung von physischer Substanz baden lässt oder injizierst, so injizierst du mit der bestimmten Substanz in einer ganz bestimmten Weise das Geistige in den menschlichen Organismus hinein.

So ist es durchaus möglich, den Übergang zu machen zu der Erkenntnis nicht bloß der physischen Substanz im Heilmittel, sondern desjenigen, was im Heilmittel als Geistiges wirkt. Das ist dasjenige, was der alten Medizin eben eigen war und wovon noch die Traditionen da sind, wovon gerade bei heute noch angewendeten wichtigen Heilmitteln die Tradition noch da ist.

Das ist dasjenige, wozu wir wieder kommen müssen. Und wir können dazu kommen, wenn wir ohne alle Vernachlässigung der physischen Medizin die spirituelle Erkenntnis zu der physischen, sowohl des Menschen wie der Natur, hinzufügen. Man kann dabei ganz ebenso exakt vorgehen, wie man in der physischen Naturwissenschaft vorgeht.

Das ist eben gerade, was Anthroposophie nicht korrigieren will an der gewöhnlichen Medizin, sondern einfach, weil sie sieht, dass die gewöhnliche Medizin überall das aus sich heraus eigentlich verlangt, es hinzufügen will zur gewöhnlichen Medizin. Davon wird man sich überzeugen, wenn demnächst das Buch erscheinen wird, das sozusagen eigentlich die erste Bearbeitung dieses Gebietes ist, das jetzt eben gerade im Druck ist und das darstellen wird die ersten Elemente. Die Dinge werden ja natürlich erst langsam erarbeitet werden können, und es wird lange Zeit brauchen, bis die ersten Elemente, die jetzt vorhanden sind, zu einem so schönen vollkommenen System werden gestaltet werden können, wie es die heutige Medizin nach allen Seiten darstellt, aber der Weg muss eben gegangen werden und der Weg wird gegangen werden, und das Erste, was als Produkt nach dieser Richtung erscheint, ist das Buch, das im Zusammenarbeiten von mir und meiner lieben Freundin und Mitarbeiterin auf medizinischem und auf sonstigem geistesforscherischem Gebiete, auf dem Gesamtgebiete der Geistesforschung, Dr. med. Ita Wegman, die das Klinisch-Therapeutische Institut am Goetheanum leitet, entstanden ist. Was in diesem Buche zunächst wenigstens als Anfang wird dargestellt werden – der erste Band ist eben im Drucke –, stellt den einen Anfang dar. Es werden Fortsetzungen folgen, denn dasjenige, was ich Ihnen andeute, ist der Anfang einer ausgebreiteten spirituellen Erkenntnis, an die die Menschheit heute noch wenig glaubt, und man kann verstehen, dass sie noch wenig glaubt. Aber dass schließlich damit auch auf medizinischem Gebiet schon Erfolge errungen werden können, das kann dennoch auch schon in der Praxis studiert werden an dem Klinischen Institut von Frau Dr. Wegman. Und meine Überzeugung ist es, dass diejenigen Persönlichkeiten, welche ohne Vorurteil auf diese Fortsetzung und Ergänzung der Medizin mit demselben guten Willen eingehen, wie man sonst auf die physische Medizin eingeht, dass diese Persönlichkeiten es gar nicht schwierig haben werden, den Zugang zu dieser spirituellen Erfassung des Menschen und der spirituellen Erfassung einer gewissen Heilweise zu finden.

Ich habe versucht, wirklich nur das Prinzipielle anzudeuten. Ich weiß sehr gut, dass man aus solchen Andeutungen wenig gewinnen kann; ich möchte aber dennoch heute dann im dritten Teil die Sache damit beginnen, dass ich, nachdem dieser Teil übersetzt ist, übergehe dazu, zu zeigen, wie aus solchen Voraussetzungen heraus prinzipiell in die Erkenntnis bestimmter Krankheitsprozesse eingetreten werden kann und damit ein Fundament geliefert werden kann, von der Pathologie heraus in die Therapie zu kommen.

Ich darf mir nur noch erlauben, kurz an zwei Beispielen sozusagen die spirituell-praktische Ausgestaltung desjenigen, was ich dargestellt habe, zu zeigen. Nehmen wir auf Grundlage dessen, was gesagt worden ist, an: Irgendwie zeigt sich im Menschen vor einer – wenn ich mich so ausdrücken darf – spirituellen Diagnose, dass der Ätherleib irgendwo prädominiert, dass die Tätigkeit des Ätherleibes zu stark ist. Es ist also das Folgende eingetreten: Wir stehen vor der Tatsache, dass einfach sich dem Blicke zeigt, der Ätherleib arbeitet in irgendeinem Organ zu stark. Der astralische Leib und die Ich-Organisation sind nicht in der Lage – die astralische Organisation durch Abbau, die Ich-Organisation durch Wiederbeleben –, zu beherrschen diesen prädominierenden Prozess des Ätherleibes in irgendeinem Organ. So stehen wir vor einer zu schwach gewordenen astralischen Organisation, vielleicht auch vor einer zu schwach gelenkten Ich-Organisation, der Ätherleib präponderiert. Er bringt in irgendeinem Organ die Prozesse des Wachstums, der Ernährung, so zustande, dass der menschliche Organismus zu wenig zusammengehalten wird durch den beherrschenden astralischen Leib, durch die beherrschende Ich-Organisation.

An dieser Stelle des prädominierenden Ätherleibes erscheint der menschliche Organismus zu stark ausgesetzt den zentrifugalen Kräften in den Kosmos hinaus. Im Ätherleib wirken diese. Sie stehen nicht im Gleichgewicht mit den zentripetalen Kräften des physischen Leibes. Und was sich entwickelt, kann der astralische Leib nicht beherrschen. Wir stehen in diesem Falle zugleich vor einem Prädominieren des Kieselsäureprozesses, vor einem Nichtbeherrschen des Kieselsäureprozesses durch die Ich-Organisation.

So etwas erblicken wir immer in der Tumorbildung. Und insbesondere eröffnet sich der Weg zum wirklichen Erkennen der Karzinomprozesse, Cancerprozesse auf diese Weise.

Sie werden immer finden, in Bezug auf die Erforschung des Karzinoms, Cancer, werden sehr schöne Ansätze genommen. Man hat gerade in Bezug auf diese Untersuchungen die besten Erfolge erzielt, die eigentlich auf physischem Gebiete erzielt werden können. Aber das Karzinom lässt sich nicht begreifen, solange man nicht weiß, dass es sich um ein Prädominieren des Ätherleibes handelt, das nicht zurückgedrängt, nicht abgebaut wird durch ein entsprechendes Wirken des astralischen Leibes, der Ich-Organisation. Und es entsteht die Frage: Was hat man zu tun, um nun partiell für das betreffende Organ die astralische Organisation, die Ich-Organisation zu verstärken, damit die prädominierende Ätherorganisation genügend abgebaut werden kann? Das ist die Frage, zunächst abstrakt aufgestellt, die hinüberführt zur Therapie des Karzinoms, über die ich mir dann erlauben werde, morgen zu sprechen.

Wir sehen also hier aus dem Begreifen des Ätherleibes den Weg eröffnet, eine der allerschlimmsten menschlichen Erkrankungen nach und nach zu durchschauen und durch das Begreifen der spirituellen Wirkungen in den Heilmitteln das Betreffende zu bekämpfen. Das ist ein Beispiel, wo man auf den Ätherleib hinschauen muss, um die Krankheit durchgreifend zu verstehen.

Nehmen wir aber an, der astralische Leib prädominiere, und zwar so, dass der astralische Leib so prädominiert fast durch den ganzen Organismus hindurch, dass man es zu tun hat mit einer allgemeinen, ich möchte sagen, Versteifung des astralischen Leibes, dass der astralische Leib zu stark seine inneren Kräfte entwickelt und eigentlich, ich möchte sagen, sich viel wichtiger macht im Organismus, als ihm zukommt. Was entsteht dadurch? Zunächst, wenn der astralische Leib von der Ich-Organisation nicht beherrscht werden kann, wenn er in seinem Abbau nicht durch einen Wiederbelebungsprozess in entsprechender Weise paralysiert werden kann, ein Gleichgewicht hergestellt werden kann, dann treten vor allen Dingen Erscheinungen auf, die immer mit einer zu schwachen Ich-Organisation zusammenhängen. Denn wenn der astralische Leib zu stark ist, ist die Ich-Organisation dazu relativ zu schwach. Das ist immer verbunden mit all den Krankheitssymptomen, die von einer zu schwachen Ich-Organisation, zu starken astralischen Organisation herrühren.

Das tritt zunächst auf in den Erscheinungen der abnormen Herztätigkeit. Wir haben also einen Symptomenkomplex aufzusuchen, in dem ein Bestandteil die zu starke Herztätigkeit ist.

Weiter ist ein Ergebnis einer relativ zu schwachen Ich-Tätigkeit in Bezug auf den astralischen Leib die hervortretende Tätigkeit der Drüsen. Also mehr oder weniger peripherische Drüsenorgane beginnen, weil sie von der Ich-Organisation nicht genügend beherrscht werden, eine prädominierende Tätigkeit zu entwickeln. Wir sehen zum Beispiel dasjenige auftreten, was diese Drüsen hier (am Halse) anschwellen lässt: Die Kropfbildung tritt auf.

Wir sehen weiter, wie durch den sich versteifenden astralischen Leib der Kieselsäureprozess, der in der Reaktion von innen zurückwirken sollte, nach außen gedrängt wird, wie die Ich-Organisation nicht in der Lage ist, gerade in den Sinnesorganen, wo sie entsprechend stark wirken soll, stark genug zu wirken. Wir sehen daher, wie die Augen aufquellen. Der astralische Leib treibt die Augen nach außen. Die Ich-Organisation ist dazu da, dieses Nach-außen-Treiben der Augen zu beherrschen. Unsere Augen sind durch das stabil labile Gleichgewicht zwischen der Ich-Organisation und dem astralischen Leib in ihrer der Organisation entsprechenden Lage gehalten. Wir sehen nun die Augen heraustreten, wie wenn sie aus dem Organismus heraustreten sollten, weil die Ich-Organisation zu schwach ist, sie in dem Organismus in der richtigen Weise zu halten. Wir sehen aber auch eine allgemeine Unruhe auftreten, eine Sensitivität, eine Nervosität. Wir sehen endlich, weil die Ich-Organisation nicht in richtiger Weise die organischen Prozesse, insofern sie der astralische Leib bewirkt, zurücktreiben kann, prädominierend die Tätigkeit des astralischen Leibes. Es tritt dasjenige ein, was eintreten muss, wenn die Ich-Organisation zu schwach ist und der Mensch gewissermaßen getrieben und gestoßen wird von der seiner Ich-Organisation untergeordneten astralischen Organisation, wir sehen Schlaflosigkeit, mit diesem Hervortreten der Augen, mit abnormer Drüsentätigkeit verbunden, kurz, wir sehen, indem wir den Menschen begreifen, Morbus Basedow, wir sehen die Basedow'sche Krankheit.

Finden wir uns so zurecht, erkennen wir, dass durch eine Störung des Gleichgewichtes zwischen Ich und astralischem Leib die Basedow'sche Krankheit, Morbus Basedow, hervorgerufen wird, dann können wir wieder auf entsprechendem Wege versuchen, die Therapie auszubilden. Sie sehen, die Dinge können durchaus auf exaktem Wege gesucht werden, sowohl hinsichtlich ihrer pathologischen Lage wie hinsichtlich der Therapie, und mithilfe des spirituellen Durchschauens des Menschen entsprechend gefunden werden.

Das ist dasjenige, was ich zunächst mir erlaubt habe, vorauszusetzen. Ich werde dann insbesondere mir erlauben, morgen überzugehen von diesen beiden Beispielen, die ich gegeben habe, um zu zeigen, wie eine solche spirituelle Pathologie auch hinüberführt in eine solche spirituelle Therapie. Ich werde ausgehen von diesen beiden, ich möchte sagen, charakteristischen Krankheitsbildern, dem Karzinom und Morbus Basedow, um von da aus zu zeigen, wie man auf diesem Wege zu einer Bereicherung, Ergänzung des Therapeutischen kommen kann, nachdem man zunächst eine wirkliche exakt spirituelle Grundlage für Physiologie und Therapie geschaffen hat.

Auf das Therapeutische, also in Bezug auf die beiden Beispiele, werde ich mir erlauben, morgen einzugehen, um daraus ein weiteres Bild von der Therapie zu geben, die aus dieser Fundation folgen kann.

Vortrag, London, 29. August 1924

Gestern durfte ich davon sprechen, wie durch die Erkenntnis der übersinnlichen Wesenheit des Menschen Licht verbreitet werden kann über den gesunden und kranken Zustand dieses Menschen. Ich konnte zeigen, wie die physische, die ätherische, die astralische und Ich-Wesenheit im gesunden Menschen ganz bestimmte Relationen haben müssen, die allerdings nicht einem exakten, strikten Gleichgewicht entsprechen, sondern einem mehr labilen, wie aber dennoch von einer beträchtlichen Abweichung von dem gesunden Verhältnis dieser vier Glieder der menschlichen Natur das Werden der Krankheit im Menschen abhängt. Und ich habe zwei Beispiele zunächst herausgegriffen, an denen ich zeigen konnte, was sich einer geisteswissenschaftlichen Forschung, einer spirituellen Anschauung ergibt über die Krankheitsnatur aus der Erkenntnis des ätherischen Organismus, die da liefert eine bestimmte Einsicht zum Beispiel in das Karzinom, Cancer, und ich habe dann darauf hingewiesen, wie die Einsicht in das Wesen des astralischen Organismus dazu führen kann, so etwas wie den komplizierten Symptomkomplex von Morbus Basedow, der Basedow'schen Krankheit, zu überblicken.

Wenn man nun weitergehen will aus dem Pathologischen ins Therapeutische hinein – und das wollen wir zunächst veranschaulichen an diesen beiden Beispielen –, so muss ich dazu zunächst etwas Prinzipielles noch geben, um zu zeigen, wie überhaupt eine Wirkung entsteht durch die Aufnahme äußerer Natursubstanzen in den menschlichen Organismus.

Das ganze Verhältnis der sogenannten Natur zum menschlichen Organismus begreift man nämlich erst, wenn man durchschaut, wie nicht nur dieser menschliche Organismus ein Physisch-Seelisch-Geistiges in physischem Leib, ätherischem Leib, astralischem Leib und Ich-Organisation ist, sondern wenn man des Weiteren begreift, was ich ja gestern schon für die Kieselsäure und Kohlensäure gezeigt habe, dass sich überall da, wo Natursubstanzen, Naturprozesse sich finden, als Grundlage dieser Natursubstanzen und Naturprozesse für die geistige Anschauung konkret ergreifbares Geistiges da ist. Aber man muss eben dann auch in das Konkret-Geistige eingehen. So wie man im Physischen unterscheiden muss zwischen einem Mineral und einer Pflanze, so muss man auch dasjenige, was die Wesen der Welt Geistiges, Spirituelles in sich tragen, in seiner Konkretheit erkennen.

Nun kann ich die Dinge natürlich nur summarisch darstellen, aber ich möchte doch wenigstens auf Hauptkategorien eingehen. Nehmen wir zunächst die mineralische Natur. Wir nehmen ja aus der mineralischen Natur einen beträchtlichen Teil unserer Heilmittel, und auch dasjenige, was als spirituelle Grundlage der Medizin geschaffen werden kann, wird einen beträchtlichen Teil der Heilmittel aus dem Mineralreiche entnehmen müssen.

Schauen wir uns um im ganzen Mineralreich und wir werden finden, dass dasjenige, was im Mineralreich vorhanden ist, das Geistige in sich so gebunden enthält, dass eine gewisse Verwandtschaft des Mineralischen gerade mit der menschlichen Ich-Organisation vorhanden ist, und zwar so: Man könnte glauben, wenn man dem Menschen irgendwie, sei es durch den Mund, sei es durch Injektion, Mineralisches beibringt, dann wirke das Mineralische hauptsächlich auf den menschlichen Organismus und mache ihn gesund oder krank. Nun ist es aber in Wirklichkeit so, dass das Physisch-Mineralische als solches, dasjenige, das der Chemiker untersucht, mit dem es der Physiker zu tun hat, in seinen Gedanken zu tun hat, eigentlich gerade als Physisches auf den menschlichen Organismus nicht wirkt, sondern so bleibt, wie es ist. Gerade das Physische zeigt für die geistige Anschauung, wenn es aus der Außenwelt in den menschlichen Organismus übergeführt wird, kaum eine beträchtliche Metamorphose. Dagegen wirkt das im Physischen vorhandene Geistige beim Mineralischen ganz besonders stark auf die Ich-Organisation des Menschen. Sodass wir sagen können: Der Geist eines solchen Bergkristalls zum Beispiel, er wirkt besonders stark auf die Ich-Organisation des Menschen. Sodass die Ich-Organisation des Menschen, indem sie zum Beispiel das Kieselige in sich trägt, das Geistige der Kieselsäure, also des Quarzes, in sich beherrscht. Das ist das Bedeutsame.

Gehen wir vom Mineralischen zum Pflanzlichen. Die Pflanzen haben nicht nur einen physischen Leib, sie haben auch dasjenige, was ich gestern als einen Ätherleib charakterisiert habe. Wenn wir nun wiederum Pflanzliches dem Menschen, sei es durch Injektion, sei es durch den Mund beibringen, so wirkt das Pflanzliche im Allgemeinen – die Dinge, die ich jetzt sage, sind summarisch im Allgemeinen, es finden überall Ausnahmen statt, die können dann auch studiert werden, aber dies gilt im Allgemeinen –, so wirkt alles Pflanzliche, das dem Menschen beigebracht wird, unmittelbar auf seinen astralischen Leib. Alles Tierische, also alle diejenigen Essenzen, irgendwie Flüssigkeiten, verarbeitete Stoffe, die wir aus dem Tierreich gewinnen und dem menschlichen Organismus beibringen, die wirken im menschlichen Organismus auf den ätherischen Leib.

Das ist ganz besonders deshalb interessant, weil in der gestern erwähnten, spirituell fundierten Medizin schon für gewisse Krankheitsfälle Produkte aus dem tierischen Reiche genommen werden, zum Beispiel das Sekret der Hypophysis cerebri, des Gehirnanhanges, das mit Erfolg angewendet wird bei rachitischen Kindern oder bei Deformationen von Gliedmaßen im kindlichen Alter und dergleichen. Aber nicht nur dieses Sekret, auch andere Produkte des tierischen Organismus wirken auf den ätherischen Leib des Menschen, verstärken ihn oder schwächen ihn, kurz, haben da ihre hauptsächlichste Wirkung.

Dasjenige, was vom Menschen etwa direkt hinübergeimpft wird auf den anderen Menschen, das hat nur eine Bedeutung für die physische Organisation des Menschen. Es kommt lediglich bei dem eine bloß physische Wirkung in Betracht, was von einem Menschen auf den anderen hinübergeimpft wird. Das ist sehr interessant. Denn wenn zum Beispiel von einem Menschen zu dem anderen Blut hinübergebracht wird, so hat man bloß mit dem zu rechnen, was Blut auf den Organismus als physische Wirkung hervorbringen kann.

Das war besonders gut zu studieren in der Zeit, als der Übergang gemacht worden ist von der Pockenimpfung mit menschlicher Flüssigkeit zu der Kuhpockenimpfung, wo man direkt verfolgen konnte, wie die Wirkung vom physischen Leib bei dem früheren vom Menschen genommenen Impfstoff sozusagen hinaufrückte, dadurch dass man den tierischen Impfstoff verwendete, in den ätherischen Leib.

So können wir sagen: Wir vermögen zu überschauen, wenn wir das spirituelle Anschauen in uns entwickeln, wie stufenweise die Natur auf den Menschen wirkt, wie der Mensch durch seine Ich-Organisation gewissermaßen den Geist des Mineralreiches in sich hereinzieht, wie er durch seine astralische Organisation den Geist des Pflanzenreiches in sich hereinzieht, durch seine ätherische Organisation den Geist, das Spirituelle des Tierreiches und durch seine physische Organisation lediglich das Physische des Menschen. Da können wir nicht mehr vom Geist sprechen. Schon bei der tierischen Organisation, die auf den Ätherleib wirkt, können wir nicht eigentlich mehr vom Geistigen, sondern nur vom Ätherischen im Tiere selber sprechen.

Auf diese Zusammenhänge zu kommen, gibt wirklich eigentlich erst eine wahre Anschauung von der ganzen Art und Weise, wie der Mensch im gesunden und kranken Zustande in die Natur hineingestellt ist. Aber man bekommt auch ein innerliches Schauen von der Fortwirkung des Natürlichen im menschlichen Organismus. Und wenn man dann weiterzugehen hat, zu fragen hat: Wie hat man sich also zum Beispiel zu verhalten bei so etwas wie dem Karzinom, Cancer? – Wir haben gestern gesehen, der ätherische Leib entwickelt an der Stelle irgendeines Organs eine zu starke Kraft von sich aus. Die zentrifugalen Kräfte, das heißt, die in den Kosmos hinauswollenden Kräfte werden zu stark. Der astralische Leib und die Ich-Organisation sind nicht in der Lage, dem in genügender Art entgegenzuwirken. Nun wird man geleitet durch dasjenige, was man spirituell erkannt hat. Man sagt sich, jetzt kann man versuchen: entweder man muss den astralischen Leib stärker machen, dann muss man sich ans Pflanzenreich wenden, oder man muss den ätherischen Leib zurückdrängen in seiner Wirksamkeit, dann müsste man sich an das Tierreich wenden.

Uns hat nun zunächst die spirituelle Forschung dazu geführt, jenen Weg zu betreten, der an den astralischen Leib herangeht, um die Heilung des Karzinoms zu erreichen, sodass der astralische Leib in seiner Kraft verstärkt werde.

Wenn man sich nun für den astralischen Leib um ein Heilmittel bemühen will, so kann es sich nur darum handeln, es zunächst im Pflanzenreiche zu suchen. Im Pflanzenreiche – kann man nun sagen – hat sich dieses Heilmittel auch wirklich gefunden.

Man hat uns vorgeworfen, dass dabei allerlei laienhafte Vorstellungen mitspielten und dergleichen, indem wir eine parasitäre Pflanze, die Mistel, die sonst in der Medizin höchstens bei der Heilung der Epilepsie und ähnlichen Erkrankungen verwendet wird, in besonders präparierter Weise anwenden, um den Weg zu betreten, der zur Heilung des Karzinoms führt.

Aber die Mistel ist eben etwas ganz Besonderes. Wenn Sie sich jemals Bäume angesehen haben, welche diese merkwürdigen Rindenauswüchse haben, Stammauswüchse so wie Geschwülste, namentlich wenn Sie sie im Schnitt, im Durchschnitt angesehen haben, dann werden Sie bemerken, dass da etwas Eigentümliches eintritt.

Die ganze Tendenz des Wachstums, die sonst eine vertikale Richtung hat, bekommt an der Stelle eine Ablenkung im rechten Winkel, eine Horizontalrichtung; es drängt alles so hinaus, wie wenn ein zweiter Stamm nach außen wachsen würde, und Sie bekommen etwas, was wie ein aus der Pflanze selber herausgeholtes Parasitäres ist.

Studiert man es genauer, dann findet man, wenn der Baum einen solchen Auswuchs bekommt, dass dann das Folgende eintritt: Irgendwie ist der physische Leib des Baumes gehemmt. Es ist nicht überall genügend physische Materie hergegeben, um dem ätherischen Leib in seiner Wachstumskraft nachzukommen. Er bleibt zurück, der physische Leib. Der ätherische Leib, der sonst bestrebt ist, die physische Materie zentrifugal hinauszuschleudern in das Weltenall, der ist gewissermaßen, wenn hier der erste Auswuchs ist, von da ab alleingelassen für einen gewissen Teil. Zu wenig physische Materie geht hindurch oder wenigstens Materie, die zu wenig physische Kraft hat. Die Folge davon ist, dass der Ätherleib die Wendung herunternimmt zu der mit stärkerer Kraft ausgerüsteten unteren Partie des Baumes. Es ist also im Wesentlichen wiederum der Ätherleib, der stark wird.

Nun stellen Sie sich aber vor, das geschieht nicht, sondern es setzt sich hier die parasitäre Mistelpflanze auf, dann geschieht durch eine zweite Pflanze, die nun einen eigenen Ätherleib in sich trägt, dasselbe, was sonst mit dem eigenen Ätherleib des Baumes geschieht. Dadurch entsteht ein ganz besonderes Verhältnis der Mistel zu dem Baum. Der Baum, der direkt in der Erde fundiert ist, verarbeitet in sich die der Erde entnommenen Kräfte. Die Mistel, die an dem Baume aufgesetzt ist, verarbeitet dasjenige, was ihr der Baum gibt, benützt gewissermaßen den Baum als Erde. Sie also verursacht dasjenige künstlich, was bei den Auswüchsen ein Überwuchern der Ätherorganisation ist, wenn es ohne die Mistel auftritt. Die Mistel nimmt dem Baume dasjenige weg, was er nur hergibt, wenn er zu wenig physische Materie hat, wenn das Ätherische in ihm überwuchert. Ein überwucherndes Ätherisches zieht sich von dem

Baum aus in die Mistel hinein. Dieses innerlich durchschaut, sagt uns – die Mistel in entsprechender Weise nun so verarbeitet, dass sie dieses dem Baum entrissene Ätherische wirklich auf den Menschen übertragen kann, was unter gewissen Umständen durch Injektionen geschieht –, dieses sagt uns: Die Mistel übernimmt als äußere Substanz dasjenige, was wuchernde Äthersubstanz beim Karzinom ist, verstärkt dadurch, dass sie die physische Substanz zurückdrängt, die Wirkung des astralischen Leibes und bringt dadurch den Tumor des Karzinoms zum Aufbröckeln, zum In-sich-Zerfallen. Sodass, wenn wir die Mistelsubstanz in den menschlichen Organismus hineinbringen, wir tatsächlich die Äthersubstanz des Baumes in den Menschen hineinbringen, und die Äthersubstanz des Baumes also, auf dem Wege durch den Mistelträger in den Menschen übergeführt, wirkt verstärkend auf den astralischen Leib des Menschen.

Das ist ein Weg, der sich nur ergeben kann, wenn wir Einsicht haben, wie der Ätherleib der Pflanze auf den astralischen Leib des Menschen wirkt, wenn wir Einsicht haben, wie eben das Geistige der Pflanze, das hier durch die parasitäre Pflanze aus dem Baum herausgezogen wird, auf das Astralische des Menschen wirkt.

Sie sehen, auch im Konkreten bewahrheitet sich das, was ich gestern gesagt habe: Es handelt sich darum, dass wir, wenn wir Heilstoffe anwenden, nicht allein dasjenige anwenden, was der Chemiker denkt dabei, wovon der Chemiker spricht, sondern dass wir dasjenige anwenden, was Geistiges, Spirituelles in den Dingen drinnen ist.

Nun, ich konnte Ihnen darstellen, dass bei Morbus Basedow der astralische Leib sich versteift, die Ich-Organisation diesen astralischen Leib nicht beherrschen kann. Der ganze Symptomkomplex stellt sich, wie ich gestern darstellte, als solches dar. Worauf wird es ankommen? Es wird darauf ankommen, dass man die Kraft der Ich-Organisation verstärkt. Hier handelt es sich darum, dass wir einmal den Blick auf dasjenige werfen, was im gewöhnlichen Verkehre des Menschen mit der Außenwelt eine geringe Rolle spielt. Der Mensch isst ja manches, hat so manches zu seinen Nahrungsmitteln, aber gewisse Metalle zum Beispiel gehören nicht zu den Nahrungsmitteln. Kupfer oder Kupfererz zum Beispiel, Kupferglanz oder Cuprit gehört nicht zu den Nahrungsmitteln.

Gerade diejenigen Substanzen, welche im gewöhnlichen Verkehre des Menschen mit der Natur nicht eine Rolle spielen, das sind diejenigen, die nun in ihrem geistigen Teil die größte Wirkung haben auf die mehr geistige Wesenheit des Menschen. Zum Beispiel finden wir gerade, dass der Kupferglanz, Kupfer und Schwefel, die denkbar stärkste Wirkung hat auf die Ich-Organisation des Menschen, die Ich-Organisation wirklich verstärkt.

Wenn man nun bei Morbus Basedow dem Menschen im entsprechenden Präparat Kupferglanz beibringt, dann stellt man dem Ihnen gestern beschriebenen, sich versteifenden astralischen Leib gegenüber eine diesen astralischen Leib beherrschende Ich-Organisation, denn der Kupferglanz kommt der Ich-Organisation mit seiner inneren Kraft zu Hilfe, und man stellt das Gleichgewicht her zwischen dem astralischen Leib und der Ich-Organisation, das notwendig ist.

Ich habe diese Beispiele zunächst gewählt aus dem Grunde, um Ihnen innerlich zu zeigen, wie in jedem Produkt der Natur, das wir um uns herum haben, studiert werden kann: Wie wirkt das auf den physischen Leib des Menschen? Wie wirkt das auf den Ätherleib des Menschen? Wie wirkt das auf den astralischen Leib, auf die Ich-Organisation?

Ich habe Ihnen an dem Beispiel der Mistel gezeigt, Viscum, entweder Viscum pini oder Viscum mali, wie die Mistel wirkt auf das Verhältnis des ätherischen Leibes zum astralischen Leibe, das ja besonders berücksichtigt werden muss bei einem therapeutischen Weg, der zur Bekämpfung des Karzinoms führt.

Ich habe Ihnen gezeigt, wie der Kupferglanz wirkt auf die Ich-Organisation. Ich habe Ihnen gezeigt, was bei Morbus Basedow in Betracht kommt, sodass man sagen kann: Ist man in der Lage, hinzuschauen auf den Menschen auf der einen Seite, wie da ineinander webt und lebt physischer, ätherischer, astralischer Leib und Ich, wie das abnorm wird im kranken Zustande, durchschaut man dann auch dasjenige, was draußen in der Natur ist, so hat man zum Beispiel folgende Anschauung: Da ist die Ich-Organisation zu schwach bei Morbus Basedow. Draußen habe ich den Kupferglanz. Dieser Kupferglanz, mit der Ich-Organisation zusammengebracht, verstärkt sie wesentlich. Sehen Sie, wenn Sie so etwas in Betracht ziehen, so ergibt sich ja ein wunderbares Erkennen des Zusammenhanges zwischen Mensch und Natur. Die große, wunderbar wirkende Frage beantwortet sich uns: Warum nimmt der Mensch so viele Substanzen in seine Nahrungsmittel auf? Warum spielen andere eine so geringfügige Rolle? Im gesunden Menschen spielen die Letzteren allerdings keine besondere Rolle, im kranken Menschen beginnen sie eine besondere Rolle zu spielen, weil gerade diejenigen Substanzen, die nicht in den Nahrungsmitteln enthalten sind, auf den geistigen Teil des Menschen besonders stark wirken; die nicht in der Nahrung wirkenden Mineralien, Pflanzen, auch tierischen Produkte, sie sind es, die zum Ich, zu der astralischen Organisation ihre besondere Verwandtschaft haben.

Und so handelt es sich wirklich bei diesen Dingen um das Hineinschauen in tiefe Geheimnisse der Natur. Dieses Hineinschauen in tiefe Geheimnisse der Natur, ich möchte sagen, in die Mysterien der Natur, führt eigentlich erst zu der Möglichkeit, die Anschauung des kranken Menschen unmittelbar zu verbinden mit der Anschauung des wirkenden Heilmittels. So wie ich weiß, der Magnet zieht das Eisen an, und wenn ich einen Magneten habe und Eisenfeilspäne in die Nähe bringe, werden die Eisenfeilspäne angezogen, wenn ich erkenne die Wirkung des Magnets auf die Eisenfeilspäne, so weiß ich, was geschieht. Kenne ich in derselben Weise die Art und Weise, wie spirituell der Kupferglanz ist, auf der anderen Seite dasjenige, was dem Menschen fehlt, wenn er die Symptome von Morbus Basedow hat, so ist das dasjenige, was heißt, Medizin zu durchdringen mit spiritueller Anschauung.

Erst dann, wenn man auf den ganzen Zusammenhang zwischen den vier Gliedern der menschlichen Wesenheit eingeht, wird man den Weg finden, diese Beziehungen, die ich nun schon angedeutet habe, zwischen außermenschlichen Substanzen, natürlichen Substanzen, und dem gesunden und kranken Menschen selber zu finden. Da muss man aber zunächst darauf hinschauen, wie sich diese vier Glieder der menschlichen Wesenheit, physischer Leib, ätherischer Leib, astralischer Leib und Ich, ganz verschieden verhalten in den zwei Wechselzuständen, in denen der Mensch in seinem Erdendasein lebt, in den beiden Zuständen von Wachen und Schlafen. Im Wachen haben wir unsere physische Organisation durchdrungen von der ätherischen Organisation. Darinnen breitet sich gewisser-

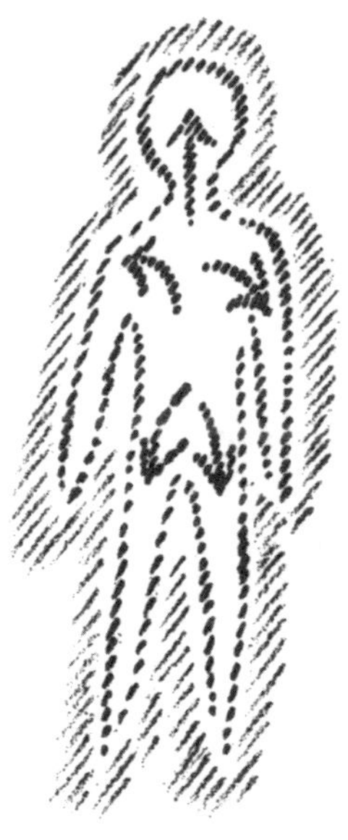

maßen, beide Organisationen innerlich ausfüllend, die astralische Organisation aus. Und das Ganze durchdringt wiederum die Ich-Organisation, sodass wir uns, wenn wir uns schematisch das vorstellen wollen, sagen können: Den wachenden Menschen können wir in diesem Schema uns vorstellen, physische und ätherische Organisation, ihn ausfüllend, auch etwas über ihn hervorbringend, die astralische und die Ich-Organisation, die ich hier mit anderer Farbe andeute (Abb. 1).

Haben wir dagegen den schlafenden Menschen vor uns, so haben wir im Bette liegend den physischen Leib und den ätherischen Leib. Der Mensch kommt nur dahin, in einer zwar nicht pflanzlichen Organisation, eine mineralische und pflanzliche Tätigkeit zu entwi-

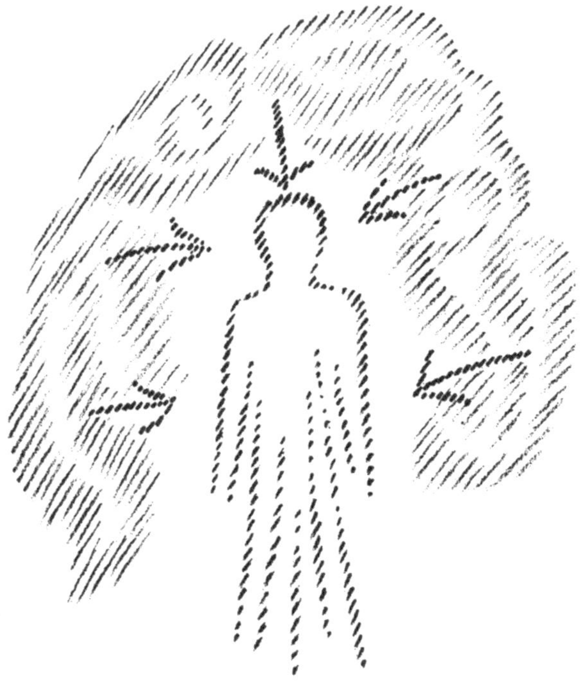

ckeln, wie das die Pflanze tut. Wir haben im Bette liegen den physischen Leib und den ätherischen Leib. Dagegen haben wir den astralischen Leib und die Ich-Organisation außerhalb des physischen und des ätherischen Leibes. Und schematisch kann ich das so zeichnen, dass nunmehr der astralische Leib und die Ich-Organisation den Ätherleib und den physischen Leib wie eine Art Wolke, die sich aber ins Unbestimmte verliert, größer und größer wird, umgeben (Abb. 2). Aber es ist nun nicht so, dass wir sagen können: Bei Tag, im Wachen, wirken in uns astralischer Leib und Ich-Organisation, und im Schlaf umgekehrt, ist das Ich und die astralische Organisation nicht in dem physischen Leib und Ätherleib; das ist nicht so. Wir können nur sagen: Im Wachen wirkt von innen aus nach allen Seiten, überallhin, wo die Organe respektive die Kräfte der Organe dynamisch das hinführen, Ich-Organisation und astralischer Leib im physischen Leib und Ätherleib. Im Schlafe wirken sie von außen. Gewissermaßen so, wie sonst die Wirkungen des Kosmos in unsere Sinne eindringen und zum Inhalte unseres Bewusstseins werden als Sinneswahrnehmungen und Ideen, so sind wir schlafend eingehüllt von unserem astralischen Leib und unserer Ich-Organisation. Die senken sich außer uns in den Geist des Kosmos ein und wirken durch Augen, durch Ohren, durch alles Mögliche, was peripherisch menschliche Organisation ist.

So haben wir den Unterschied zwischen Wachzustand und Schlafzustand dadurch charakterisiert, dass wir sagen können: Unser Ich und unser astralischer Leib wirken von innen aus nach allen Richtungen im Wachzustande. Unser Ich und unser astralischer Leib wirken von außen mit den spirituellen Kräften des Kosmos auf uns zurück im Schlafzustande. Wir haben also die Möglichkeit, einzusehen, dass sowohl von außen wie von innen Wirkungen auf unseren Ätherleib und in unserem physischen Leib durch unsere geistige Organisation stattfinden können.

Nun kommen wir, wenn wir dies durchschauen, darauf, wie wiederum zu diesen Vorgängen, die ja den Menschen konstituieren als schlafenden und als wachenden, in Beziehung stehen die spirituellen Essenzen der Naturprodukte. Zum Beispiel ist es eigentümlich, dass, wenn wir nun wiederum eine Substanz, die nicht in dem gewöhnlichen Nahrungsmittelsystem darinnen ist, das Blei, in irgendeiner Weise in uns aufnehmen, dieses Blei immer die Wirkung hat, dass es sozusagen zuerst den Menschen dazu drängt, seinen astralischen Leib nach außen zu fördern, geradeso wie es im Schlaf geschieht. Das Blei hat eigentlich die Wirkung, den Menschen in den Schlafzustand zu versetzen, astralischen Leib und Ich-Organisation nach außen zu drängen. Stellen Sie sich das nur lebhaft vor. Der Mensch will schlafen, wenn er Blei genießt. Es kommt aber nicht zum Schlaf in Wirklichkeit. Es kommt nur dazu, dass Ich und astralischer Leib herausbefördert werden. Aber das Blei verhindert zu gleicher Zeit, dass die Wirkungen von außen eintreten. Das Blei fördert den astralischen Leib und die Ich-Organisation zentrifugal nach außen, aber es verhindert die zentripetalen, die nach innen wirkenden Kräfte. Der Mensch kommt halb ins Schlafen, kann aber nicht ganz schlafen, weil die Wirkung von außen behindert wird durch den Bleigenuss.

Die Folge davon ist, dass unter normalen Verhältnissen, wenn der gesunde Mensch Blei in sich bekommt, er nicht schlafend wird, sondern Schwindel ihn überfällt, er ohnmächtig wird, und alle diejenigen Zustände eintreten, die mit dem Nachlassen des Ich und der astralischen Organisation bei dem physischen Leib und Ätherleib eintreten müssen.

Nehmen wir aber an, in der menschlichen Organisation ist eine solche Anormalität eingetreten, dass, wenn der Mensch nun in Schlaf versetzt wird oder sich in Schlaf versetzt, die Ich-Organisation und der astralische Leib zu stark sich einwurzeln in der äußeren Welt, das heißt, zu viel von der Spiritualität des außermenschlichen Kosmos aufnehmen, sodass also diese Wirkungen zu stark werden, dass der Mensch also jedes Mal, wenn er in Schlaf kommt, zu starke Wirkungen von außen bekommt, zu starke geistige Wirkungen von außen bekommt, spirituelle Wirkungen. Dann verfällt er in die Sklerose.

Das ist die wirkliche Ursache der Sklerose, dass der Mensch, statt dass er sich innerlich durchorganisieren würde, zu starke Wirkungen von außen bekommt, und zwar dann, wenn er gerade im Schlafzustande ist. Zuweilen weigert sich der menschliche Organismus, wenn er älter wird und diese Wirkungen eintreten können, durch die Schlaflosigkeit gegen dieses zu starke Wirken von außen. Aber man kann ja nicht bei der Schlaflosigkeit verbleiben. Die Folge davon ist, dass, wenn man alt wird und doch schlafen muss, der im Alter heraustretende, aus physischem Leib und ätherischem Leib heraustretende astralische Leib und die Ich-Organisation zu viel Wirkungen von außen einnehmen und zu stark zurückwirken auf den Organismus. Was finden wir nun, wenn man alt wird und doch schlafen muss und der im Alter heraustretende astralische Leib und die Ich-Organisation zu viel Wirkungen von außen einnehmen und zu stark zurückwirken auf den Organismus? Wir finden, wenn wir dem menschlichen Organismus nunmehr Blei beibringen, so tritt nicht Schwindel und Ohnmacht ein, sondern es werden nur abgehalten die sklerotisierenden Kräfte unter Umständen, indem man das Blei zu einem entsprechenden Heilmittel präpariert, es werden die astralischen Kräfte von außen und die Ich-Kräfte von außen, die sklerotisierenden Kräfte dadurch abgehalten, weil der Mensch dann auch Zustände durchmacht, in denen er nicht in den Schlaf kommt, sondern in denen nur durch das Blei sein astralischer Leib und die Ich-Organisation herausgetrieben werden, aber die zu starken Kräfte von außen abgehalten werden.

Man kommt auf diese Weise dazu, durch ein Durchschauen dessen, was das Verhältnis ist zwischen physischem Leib, Ätherleib, astralischem Leib und Ich, ganz durch und durch einzusehen, worauf Bleiwirkung beruhen kann, wie Bleiwirkung eine Gegenwirkung gegen sklerotisierende Wirkung sein kann.

Das ist eben Durchschauen der menschlichen Organisation, Durchschauen der äußeren Natur nach ihren spirituellen Grundlagen, dadurch in die Möglichkeit kommen, die beiden in Wechselwirkung zu bringen und dadurch auf Gesundheit und Krankheit den entsprechenden Einfluss zu haben.

Nun handelt es sich natürlich aber darum, dass man in die Lage kommen muss, die verschiedenen Wirkungen zu kombinieren. Ich habe Ihnen auseinandergesetzt, dass Kieselsäure zu den Sinnesorganen, zu der ganzen Peripherie des menschlichen Organismus Beziehung hat und wiederum zu der Ich-Organisation. Vom Blei haben wir jetzt auch kennengelernt, wie es zur Ich-Organisation eine bestimmte Beziehung hat. Dadurch, dass man nun in entsprechender Weise ein Heilmittel hervorbringt, das man präpariert in der gehörigen Art aus Kieselsäure und Blei zusammen, dadurch verstärkt man unter Umständen die zentrifugale Kraft des Bleis, oder man vermindert die zentripetale Kraft der Kieselsäure, so bekommt man ein Heilmittel, das eigentlich eine innere Lebendigkeit hat, die man durchschaut, von der man weiß, wie sie nun im menschlichen Organismus wirkt.

Das ist das Wesentliche derjenigen Heilmittel, die auf Grundlage einer solchen spirituellen Fundierung der Medizin hergestellt werden können. Sie werden mit vollständigem Durchschauen desjenigen, was eigentlich stattfindet inner- und außerhalb des Menschen, hergestellt; und sie werden so hergestellt, dass es nun darauf ankommt, dass der Betreffende, der sie inauguriert, der sie in die Welt führt, die geistigen Zusammenhänge, die diesen Heilmitteln mitgegeben werden, überschaut. Es handelt sich also darum, dass man neben den Heilmitteln, bei denen man bloß auf die chemischen Kräfte sieht, die nun einmal in unserer materialistisch gearteten Chemie angeführt werden, auch solche herstellen kann, von denen man sagen kann: Da hinein in dieses Heilmittel ist die Spiritualität der Welt in dieser bestimmten Weise geleitet worden.

Das wird das Wesen der Heilmittel sein, die hergestellt werden, wenn der Medizin diese spirituelle Grundlage gegeben werden wird. Man wird wissen, bei diesen Heilmitteln kommt es darauf an, dass ihnen von ihrer Präparierung her nicht bloß dasjenige, was der Chemiker durchschaut, beigegeben ist, sondern dass ihnen die spirituellen Kräfte der Welt mitgegeben sind. Es wird unmittelbar der Geist selber, die Spiritualität, in der Therapie angewendet. Darauf kommt es an bei diesen Dingen.

Sehen Sie, man kann in dieser Richtung noch weiter gehen. Man kann ja, indem man in der Art, wie ich es gestern geschildert habe, die menschliche Organisation durchschaut, darauf kommen, streng exakt – hier kann ich es nur andeuten –, wie der physische und der Ätherleib dasjenige sind, was dem Menschen in der Vererbungsströmung mitgegeben wird, was also abstammt von Vater, Mutter, Großvater, Großmutter und so weiter, wie aber in der Ich-Organisation und im astralischen Leib dasjenige liegt, was aus der geistigen Welt herunterkommt, in den menschlichen physischen und Ätherleib sich einsenkt und wiederum durch die Pforte des Todes hinausgeht in die geistige Welt, was also als das Dauernde, das den physischen Leib Überdauernde, im Menschen lebt und west, sein eigentliches Unsterbliches.

Aber wir dürfen, wenn wir wissenschaftlich sprechen, nicht bloß Unsterbliches sagen, sondern wir müssen zu dem Unsterblichen das andere dazu haben. Geradeso wie das, was im Ich und in der Ich-Organisation und im astralischen Leib durch die Pforte des Todes geht, in die geistige Welt hineingeht, wie das in dieser Art den eigentlichen Kern der menschlichen Wesenheit darstellt, das aber dynamisch eingreift in seine physische und Ätherorganisation, so ist dieses auch vor der Geburt respektive Konzeption vorhanden. Es kommt aus der geistigen Welt, konstituiert, arbeitet, baut mit am physischen und Ätherleib. Wir müssen auch vom Ungeborensein sprechen.

Man ist in der Naturerkenntnis so weit abgekommen von der Wahrheit auf diesem Gebiete, dass man zwar aus gewissen religiös-egoistischen Gründen heraus, weil der Mensch wissen möchte, wie es ihm nach dem Tode geht, von Unsterblichkeit spricht, weil der Mensch aber schon da ist, interessiert ihn das nicht, was vor der Geburt lag oder vor der Konzeption. Will man aber wissenschaftlich sprechen, so muss man ebenso gut von Ungeborenheit sprechen wie von Unsterblichkeit, denn erst die Ungeborenheit und die Unsterblichkeit zusammen machen die Ewigkeit aus.

So können wir sagen: Dasjenige, was so dieser ewige Wesenskern des Menschen ist, der untertaucht durch Konzeption, Embryonalentwicklung, Geburt in den physischen und Ätherleib, was wiederum verlässt diese physische und ätherische Organisation im Tode, das muss sich, indem es untertaucht in physische und ätherische Organisation, anpassen an diesen physischen und ätherischen Leib.

Das ist nun in der menschlichen Entwicklung nicht immer ohne Weiteres vorhanden. Da findet durchaus ein innerer Kampf statt. Indem das Kind in die Welt tritt, kommt von der geistigen Welt her der astralische Leib und das Ich, aus der Vererbung von den Voreltern der physische Leib und der Ätherleib. Die müssen sich kämpfend ineinanderfügen. Diesen Prozess des Sich-kämpfend-Ineinanderfügens schauen Sie äußerlich an, in einer äußerlichen Offenbarung, indem Sie die verschiedenen Arten von Kinderkrankheiten anschauen.

Auf die Kinderkrankheiten wird erst das richtige Licht geworfen, wenn man sie so ansieht, dass der ewige Wesenskern des Menschen, die eigentliche spirituelle Grundlage, sich anzupassen hat demjenigen, was durch die Vererbung gegeben ist. Und insbesondere ist es so, dass wenn der ätherische Leib sich schwer anpasst dem astralischen Leib und der Ich-Organisation, denen er sich doch anpassen muss, aber sich schwer anpasst, so sehen wir eine Krankheit entstehen, die gerade davon herrührt, dass der ätherische Leib sich prädominierend geltend macht gegenüber dem herandrängenden Ich und der herandrängenden Astralorganisation. Und dieses prädominierende Geltendmachen des ätherischen Leibes, dieses gewissermaßen Sich-Entgegenstemmen, das drückt sich aus in der Rachitis.

Nun kommt man wiederum darauf, indem man zu dem Physischen das Spirituelle hinzuverfolgt, sich die Frage auf eine besondere Art beantworten zu können: Wie kann ich denn diesem ätherischen Leibe, der sich gewissermaßen stauend entgegenstellt dem astralischen Leibe, wie kann ich dem denn seine entgegenwirkende Kraft nehmen? Was benimmt ihm denn diese Kraft in der normalen Weise, wenn der Mensch aus der geistigen Welt in die physische Welt allmählich herantritt während seiner Embryonalzeit?

Da kommt man dazu, zu studieren, wie der Mensch in der Embryonalzeit hereintritt aus der geistigen Welt in die physische Welt, und da findet man, dass eine besondere Relation besteht zwischen den Kräften, die im Phosphor oder in Phosphorverbindungen vorhanden sind, und denjenigen Kräften, die im Uterus vorhanden sind und im Uterus sich entgegenstellen der Embryonalentwicklung. Wären diese Kräfte im Uterus nicht vorhanden, so würde einfach bei jedem Menschen Rachitis eintreten. Der Uterus ist zu gleicher Zeit ein fortwährender Arzt gegen die Rachitis, indem er Kräfte in sich enthält, die im Organismus von derselben Art sind wie die Kräfte, die in der äußeren Natur in der Mineralsubstanz Phosphor oder in Phosphorverbindungen vorhanden sind.

So enthüllen sich die Mysterien, sodass, wenn man nun dem Menschen, der rachitisch geworden ist, eine Phosphorbehandlung angedeihen lässt, man die mangelnde Phosphorwirkung des Uterus in der Außenwelt nach der Geburt nachholt.

Und so kann man exakt tatsächlich, wenn man die innere spirituelle Natur desjenigen durchschaut, was am Menschen und im Wechselverkehr vom Menschen mit der Natur geschieht, dazu kommen, Krankheitsprozesse, die eben da sind, in der entsprechenden Weise durch ihre Gegenwirkung zu paralysieren.

Sehen Sie, das ist das Prinzip, das jener spirituellen Fundierung der Medizin zugrunde liegt, von der ich gestern gesprochen habe, die eine erste Bearbeitung durch das Buch von Frau Dr. Wegman und mir finden soll und die nicht auftreten will mit laienhafter Kritik der wissenschaftlichen Medizin, sondern nur dasjenige, was ebenso exakt wissenschaftlich sein kann, nur eben in die geistige Welt eindringt, hinzufügen will zu dem, was in richtiger Wissenschaftlichkeit da ist.

Und man kann sagen: Gerade derjenige, der recht gut bekannt ist mit den Grundlagen der heutigen wissenschaftlichen Medizin und der diese Grundlagen der heutigen wissenschaftlichen Medizin nur etwas weiterverfolgt, der kommt schon dazu, die Erweiterung nach der spirituellen Seite hin zu suchen.

Und in einer gewissen Beziehung sind für denjenigen Menschen, der nach dem Geistigen im Menschen sucht, die Krankheiten eigentlich, so unerwünscht und unerfreulich und unsympathisch sie natürlich vom Standpunkte des Lebens sind, sie sind für denjenigen, der spirituelle Aufklärung über den Menschen sucht, tatsächlich unendlich Licht verbreitend. Denn in der Krankheit zeigt sich, wie auf abnorme Weise, durch Verstärkung oder Schwächung dasjenige wirkt, was im Menschen fortwährend wirken muss, damit der Mensch überhaupt ein geistiges Wesen sein kann.

Denken Sie nur, wenn der Mensch nicht in sich, ohne dass er Blei unmittelbar in sich hat, die Bleiwirkungen hätte, wäre er kein denkendes Wesen. Es würde sich fortwährend durch eine latente Sklerotisierung der Denkprozess stumpf erweisen. Weiß man das, dann wirkt der Prozess, der hier eintritt, den ich hier beschrieben habe, der der Sklerose entgegenwirkende Bleiprozess, der wirkt wie erhellend auf die Art und Weise, wie das Denken im Menschen überhaupt zustande kommt.

Psychologie oder Seelenwissenschaft kann ungeheuer viel lernen von der Pathologie und von der Therapie.

Das eröffnet aber den Ausblick gerade darauf, dass

durch die Verbindung von geistiger Betrachtungsweise mit Medizin unsere Weltanschauung wiederum zu einer etwas universelleren gemacht werden kann, als sie heute in ihrer Spezialisierung ist.

Nur noch ein paar Worte möchte ich zu dem, was ich gesagt habe, nachdem dieses übersetzt ist, am Schlusse hinzufügen.

Man kann auf die Entwicklung der Menschheit zurückblicken, namentlich auf die Entwicklung des Geistes, der die menschliche Zivilisation und die einzelnen Zivilisationen getragen hat, der auch hervorgebracht hat dasjenige, was man Erkenntnis, was man Wissenschaft nennt.

Sieht man zurück in sehr alte Zeiten, in Zeiten, die eigentlich heute auch nur mit dem Blicke der geistigen Forschung, wie ich ihn gestern charakterisiert habe, zu verfolgen sind, so hat man – ich habe das gestern schon angedeutet – Erkenntnisstätten, die nicht so waren wie unsere Schulen, zu suchen, sondern Erkenntnisstätten, in denen der Mensch erst herangeführt wurde an das Durchschauen der Natur, an das Durchschauen des Menschen, nachdem seine Seele vorbereitet worden ist dazu, auch in das Geistige des Äußerlichen hineinzuschauen. Jene Erkenntnisstätten, die man dann gewohnt worden ist, Mysterien zu nennen, sie waren eben nicht einseitig Schulen, sondern sie waren im Grunde genommen das zugleich, was heute getrennt auftritt in der Welt, sie waren religiöse Kultstätten, sie waren Pflegestätten der Künste, sie waren zur gleichen Zeit Pflegestätten der Erkenntnis auf den verschiedensten Gebieten des menschlichen Lebens.

Diese alten Mysterien waren so eingerichtet, dass diejenigen, welche zu lehren hatten, zunächst nicht dasjenige bloß in abstrakten Begriffen vorbrachten, was sie den Menschen mitzuteilen hatten, sondern in Bildern, in Bildern, die aber in ihrer inneren Konfiguration die wirklichen Verhältnisse darstellten, die wirklichen Wirkungen in der Welt. Dadurch waren sie imstande, diese Bilder darzustellen in dem, was wir heute kultusartig nennen würden.

Das verzweigte sich dann nach einer gewissen Richtung hin dazu, dieses Bildhafte in der Weise zu gestalten, dass es die Schönheit in sich trug. Kunstartig wurde der Kultus nach bestimmten Richtungen hin.

Und dann, wenn man dasjenige, was nicht aus einer willkürlichen Phantasie gewonnen wurde, sondern aus jenen Bildern heraus, die abgeschaut wurden den Geheimnissen der Welt selber, in Ideen darstellte, so war das dazumal Wissenschaft. Dasselbe dargestellt so, dass es in seinen Bildern aufrief den Extrakt des menschlichen Willens als Frömmigkeit, war religiöser Kultus. Dasselbe dargestellt so, dass es den menschlichen Sinn entzückte und erhob, anmutig berührte, erhaben hinaufzog zum Schönen, war Kunst. Und die Kunststätte war unmittelbar vereinigt mit der Kultusstätte. Dasselbe dargestellt in Form von Ideen, war Erkenntnis, war Wissenschaft.

Das aber wendete sich nicht einseitig an den menschlichen Verstand, an die Sinnesbeobachtung, an das äußere sinnliche Experiment, das wendete sich an den ganzen Menschen nach Leib, Seele und Geist. Aber es drang auch vor bis zu denjenigen Tiefen in den Wesenheiten der Dinge, wo sich dasjenige offenbart, was Realität ist nach der einen Seite hin so, dass es göttlich zur Frömmigkeit stimmt, auf der anderen Seite so, dass es sich im wahrhaftigen Ideenzusammenhang ausdrückt. Diese Art, die Wahrheit, die Schönheit und auch das Moralische der Menschennatur zu verfolgen, nannte man, kann man heute noch nennen: den Weg zu den Initien, zu den Anfängen der Dinge. Denn man war sich bewusst, man lebte in den Anfängen der Dinge, indem man sie hineinzauberte, diese Anfänge, in die Kultushandlung, in die schöne Offenbarung, in die wahrhaftig gestaltete Ideenwelt. Und man nannte dann ein solches Sich-Stellen zu den Dingen der Welt Initiationserkenntnis, die Erkenntnis der Anfänge, aus denen heraus alle Dinge begriffen, alle Dinge durch unseren Willen erst behandelt werden können. Initiationswissenschaft, die in die Mysterien der Welt, in die Anfänge eindrang, das war dasjenige, was man eigentlich suchte.

Es musste eine Zeit in der Menschheitsentwicklung kommen, wo diese Initiationswissenschaft zurücktrat, wo der Mensch seine Geisteskraft dazu verwenden musste, um mehr in sich selber real bewusst zu werden. Der Mensch bekam die alte Initiationswissenschaft wie träumend, wie instinktiv. Von einer Entwicklung des Menschen zur Freiheit war nicht die Rede. Eine Entwicklung zur Freiheit ist nur dadurch gekommen, dass der Mensch eine Zeit lang abgetrieben worden ist von den Anfängen, verloren hat eine Zeit lang die Initiationsanschauung und nicht an die Anfänge gegangen ist, sondern an dasjenige, was mehr die Enden sind, die äußere sinnliche Offenbarung, und dasjenige, was an den Enden mit dem Experiment erforscht werden kann.

Heute ist wieder die Zeit gekommen, wo wir nach einer unermesslich weiten, ich möchte sagen, Endenwissenschaft, Oberflächenwissenschaft, die auch nur ein äußerliches Verhältnis zur Kunst und zur Religion haben kann, die Initiationswissenschaft mit Bewusstsein wiederum suchen müssen, mit jenem Bewusstsein, das wir uns anerzogen haben an der exakten Wissenschaft, mit jenem Bewusstsein, das in dieser neueren

Initiationswissenschaft nicht weniger exakt sein kann als in der exakten Wissenschaft.

Da aber wird wiederum die Brücke hinübergeschlagen werden von demjenigen, was als Weltanschauung auftritt, um in der innerlichen Ideenbildung die menschliche Seele zusammenzubringen mit ihrem Ursprunge, zu demjenigen, was in der praktischen Handhabung desjenigen, was in der Idee geschaut wird, besteht. In den alten Mysterien war daher vereinigt mit demjenigen, was in dieser Weise Initiationsanschauung war, vor allen Dingen dasjenige, was sich auf das Heilen der Menschen bezog, die Kunst zu heilen. Denn das war auch eine Kunst, die Kunst zu heilen, die zugleich aufrief den Menschen dazu, in dem Heilungsvorgange einen Opfervorgang zu sehen. Sie wird wiederum eine engere Verbindung schließen müssen mit demjenigen, was in mehr oder weniger philosophischer Form als Weltanschauung auftritt, um die menschliche Seele in ihren inneren Bedürfnissen zu befriedigen. Das ist es, was, ich möchte sagen, in der Erkenntnis dessen, was die Zeit von uns fordert, gesucht wird in der anthroposophischen Bewegung.

Diese anthroposophische Bewegung, die ihren Mittelpunkt am Goetheanum in Dornach in der Schweiz hat, sie will nicht irgendetwas Willkürliches in die Welt setzen, sie will auch nicht etwas Weltfremd-Abstraktes, Nebulos-Mystisches nur leisten, sie will unmittelbar eingreifen in alles praktische Wirken, in alle praktische Betätigung des Menschen. Sie will wiederum dasjenige in vollbewusster Weise anstreben, was in alten, primitiven Zeiten instinktiv angestrebt worden ist.

Wenn das auch nur zunächst ein Anfang ist, so ist doch dasjenige, was in der engen Verbindung der Stätte, die nach Weltanschauung strebt im spirituellen Sinne, des Goetheanum mit der Klinik von Frau Dr. Wegman gegeben ist, das, was möglich macht, auch das wiederum herzustellen, was in alten Zeiten, als die Erkenntnis Mysterienerkenntnis war, eine Selbstverständlichkeit bedeutete: die Medizin in engsten Zusammenhang zu bringen mit dem spirituellen Schauen. Und das ist dasjenige, was aus den Forderungen der Zeit heraus die anthroposophische Bewegung erfüllen möchte. Daher dürfen wir die Hoffnung haben, dass aus diesem Zusammenarbeiten von Weltanschaulichem und Klinischem, aus diesem Arbeiten nach den Initien hin, Leben entstehen kann und, neben einer den modernen Anforderungen entsprechenden Initiationserkenntnis, auch wiederum eine initiierte Medizin, eine Medizin als Initiationswissenschaft. Wie das in den Anfängen mit den ersten Schritten gesucht wird, das habe ich in diesen zwei Stunden versucht, mit wenigen Strichen anzudeuten.

Ich weiß, wie wenig getan werden kann mit solchen Andeutungen in wenigen Strichen. Umso dankbarer muss ich sein, dass es mir möglich geworden ist, durch die Liebenswürdigkeit von Mrs. und Dr. Larkins diese Andeutungen hier vor Ihnen zu geben. Ich danke daher Mrs. und Dr. Larkins für ihre so liebenswürdige Bereitwilligkeit, dieses Zusammensein zu ermöglichen. Ich danke Ihnen für Ihre Aufmerksamkeit, die ich zu würdigen weiß, da dasjenige, was ich Ihnen vorzubringen habe, wirklich nicht bloß ein theoretisch Angestrebtes ist, sondern etwas, woran man, wenn man es in der heutigen Zeit vertreten will, wirklich mit den innersten Fasern seines Herzens hängen muss.

ANHANG

ZU DEN VORTRÄGEN

Der Vortrag, Berlin, 26. April 1906, wurde von Franz Seiler mitstenografiert; der Titel stammt von Rudolf Steiner. Er ist aufgenommen in Band 54 der Rudolf Steiner Gesamtausgabe: *Die Welträtsel und die Anthroposophie,* 2. Aufl., Dornach 1983, S. 477–497. Der Vortrag, Berlin, 22. Oktober 1906, heute in GA 96: *Ursprungsimpulse der Geisteswissenschaft*, 2. Aufl., Dornach 1989, S. 164–176, erschien erstmals in den *Beiträgen zur Rudolf Steiner Gesamtausgabe,* Heft 35, 1971, S. 1–11; dort erhielt er auch seinen Titel. Die Mitschrift stammt von Walter Vegelahn. Die am 28. und 29. August 1924 in London vor Ärzten und Medizinstudenten gehaltenen Vorträge wurden von der Berufsstenografin Helene Finckh mitgeschrieben, die Rudolf Steiner auf dieser Vortragsreise in England begleitete. Der Obertitel stammt von den Herausgebern des Bandes GA 319: *Anthroposophische Menschenerkenntnis und Medizin,* 3. Aufl. Dornach 1994, S. 205–247. Die Texte folgen dem jeweiligen Abdruck der Vorträge in der Rudolf Steiner Gesamtausgabe; sie wurden, wo nötig, in Rechtschreibung und Interpunktion angepasst. Die Hinweise wurden ebenfalls der Rudolf Steiner Gesamtausgabe entnommen und vereinzelt angepasst.

HINWEISE ZUM TEXT

Seite

Einführung

10 *Vertiefung in das Geistesleben:* Vortrag, Berlin 26. April 1906, siehe hier S. 18.

12 *Es genügt nicht:* Vortrag, Berlin, 22. Oktober 1906, siehe hier S. 53.
in vollbewusster Weise: Vortrag, London, 29. August 1924, siehe hier S. 106.

13 *was man heute:* Vortrag, London 28. August 1924, siehe hier S. 55.

Vortrag, Berlin, 26. April 1906

Paracelsus' Hauptwerke sind *Das Buch Paragranum, Das Buch Paramirum, Von den hinfallenden Siechtagen, Astronomia Magna (Philosophia Sagax), Sieben Defensiones* und *Große Wundarznei*. Welche Paracelsus-Ausgabe Rudolf Steiner benutzt hat, ist nicht festzustellen. Die Zitate wurden hier anhand der von Karl Sudhoff herausgegebenen Gesamtausgabe verifiziert: Theophrast von Hohenheim, genannt Paracelsus: *Sämtliche Werke. 1. Abt.: Medizinische, naturwissenschaftliche und philosopische Schriften*, 14 Bände, München/Berlin 1922–1933.

24 *Wie ich aber die vier für mich neme:* Aus der Vorrede zu dem Buch *Paragranum*, in: Paracelsus: *Sämtliche Werke*, Bd. 8, S. 56.

26 *Von der natur bin ich nichts:* Paracelsus: *Sieben Defensiones*, in: *Sämtliche Werke*, Bd. 11, S. 151f.

27 *Paracelsus … unterscheidet also:* Zum Beispiel in: *Philosophia Sagax*, 1. Buch, X. Band 17: «Die erste Grundlage dieses Gliedes ist wie folgt: Wenn sich beim Tode des Menschen das Ewige und das Zeitliche voneinander scheidet, so bleiben zwei sterbliche Geistwesen, die der Mensch zurückläßt, auf Erden, das elementarische und das siderische.» (Hier zitiert nach Franz Freudenberg: *Paracelsus und Fludd, die beiden großen Okkultisten und Ärzte des 15. und 16. Jahrhunderts: mit einer Auswahl aus ihren okkulten Schriften*, Berlin 1918.)

30 *Das ist ein Großes, das ihr bedenken sollt:* «und das ist ein gross, das sie bedenken sollen, nichts ist im himel noch auf erden das nicht sei im menschen, dan das sind die himlischen kreften die sich bewegen werden; dan got der im himel ist der ist im menschen.» (Paracelsus: *Paramiri liber quartus de matrice*, in: *Sämtliche Werke*, Bd. 9, S. 220.)
Er sagt …: «Dan das wil ich bezeugen mit der natur: der sie durchforschen wil, der muß mit den füssen ire bücher treten, die geschrift wird erforschet durch ire buchstaben, die natur aber durch lant zu lant: als oft ein lant als oft ein blat. also ist codex naturae, also muß man ire bletter umbkeren.» (Paracelsus: *Die vierte Defension*, in: *Sämtliche Werke*, Bd. 2, S. 145f.)

34 *Daraus entspringt, daß ihr nicht sollen sagen:* Paracelsus: *Paragranum*, in: *Sämtliche Werke*, Bd. 8, S. 74.

38 *Das Gleichnis des Christus Jesus:* Johann Wolfgang Goethe: *West-östlicher Divan, Noten und Abhandlungen: Allgemeines*, in: *Werke*. Hamburger Ausgabe, hrsg. von Erich Trunz, Bd. 2: *Gedichte und Epen II*, München 1981, S. 163.
Ich wil euchs dermassen erleutern: Paracelsus: *Paragranum, Alchimia, der dritte Grund medicinae*, in: *Sämtliche Werke*, Bd. 8, S. 200f.

Vortrag, Berlin, 22. Oktober 1906

42 *Paracelsus hat in seiner schlagenden Sprache:* «Auß dem eußern setz zusammen den gantzen Menschen: so finstu im selbigen aller materien augenscheinliche corpora, und findest in denselbigen alle species der Glider, der Gesundheit und der Kranckheit, dabey auch aller ihrer Essentias ... Darauß entspringt, daß ihr nicht sollen sagen, das ist Cholera, das ist Melancholia: sondern das ist ein arsenicus, das ist ein aluminosum. Also auch der ist Saturni, der Martis: Nit der ist Melancholiae, der ist Cholerae. Denn ein theil ist des Himmels, ein theil ist der Erden und in einander vermischt wie Feur und Holtz, da jedweders seinen nammen verlieren mag, dann es seind zwey ding in eim.» Theophrastus Paracelsus: *Das Buch Paragranum*, herausgegeben und eingeleitet von Dr. Franz Strunz, Leipzig 1903, S. 29f. Zu den Ausführungen über Paracelsus vgl. auch den Vortrag Berlin, 26. April 1906, hier abgedruckt S. 17–38.

Was über die Wirkungen gewisser Metalle auf den menschlichen Organismus gesagt wurde: Siehe den Vortrag vom 21. Oktober 1906, in: Rudolf Steiner: *Ursprungsimpulse der Geisteswissenschaft. Christliche Esoterik im Lichte neuer Geist-Erkenntnis*, GA 96, 2. Aufl. Dornach 1989, S. 156–164.

44 *Er konnte nur die Wirkung der Heilmittel durch die Sinneserfahrung erproben:* «Die Angemessenheit einer Arznei ... beruht nicht allein auf ihrer treffenden homöopathischen Wahl, sondern ebenso wohl auf der erforderlichen richtigen Größe, oder vielmehr Kleinheit ihrer Gabe ... Hier entsteht nun die Frage, welches dieser angemessenste Grad von Kleinheit sey ... Einzig nur reine Versuche, sorgfältige Beobachtung und richtige Erfahrung kann dies bestimmen.» Samuel Hahnemann: *Organon der rationalen Heilkunde*, Dresden 1810, Paragraph 300ff., zitiert nach Martin Gumpert: *Hahnemann*, 4. Aufl., Berlin 1934, S. 151f.

50 *Paracelsus sagt demgegenüber:* «Wie mag sich da die Artzney reimen zu solchen sachen, damit der Artzt mog billich

sprechen, das er ein Artzt sey? Also: er ist ein Knecht der Natur, und Gott ist der Herr der Natur.»; «Nun ist der Artzt auß der artzney, und nit auß sich selbst, darumb so muß er durch der Natur Examen gehn, welche Natur die Welt ist und all ihr Einfang: Und dasselbig was ihn die Natur lernet, daß muß er seiner weißheit befehlen: Und aber nichts in seiner weißheit suchen, sondern allein im Licht der Natur, und nachfolgendt dieselbige Lehr beschließen in die Zell derselbigen behaltnuß.» (Theophrastus Paracelsus: *Volumen Paramirum und Opus Paramirum*, herausgegeben von Dr. Franz Strunz, Jena 1904, S. 74, 85); «Dann die Natur ist so subtil und so scharff in ihren dingen, das sie ohn große kunst nicht wil gebraucht werden: Dann sie gibt nichts an tag, das auff sein statt vollendet sey, sondern der Mensch muß es vollenden: Diese vollendung heißet Alchimia.»; «Also weiter auch soll der Artzt kunstreich sein. Der da nun wil kunstreich sein, der muß in allem sein Erfarnheit haben: denn auß der Kunstreiche geht der grund deiner Künsten, das ist nicht der grund der Leer, sondern der grund deiner Artztneyischen künsten verstand.» (Theophrastus Paracelsus: *Das Buch Paragranum*, a.a.O., S. 70, 105.)

54 *Goethe sagt in diesem Sinne:* In dem Gedicht «Die Metamorphose der Pflanzen» vom 17./18. Juni 1798. Hier zitiert nach der Hamburger Ausgabe, *Goethes Werke*, Bd. 1: *Gedichte und Epen 1*. Textkritisch durchgesehen und kommentiert von Erich Trunz, 16. Aufl. München 1996, S. 199.

Vortrag, London, 28. August 1924

58 *Buch, das unter dem Titel «Initiation» hier übersetzt ist:* In der deutschen Originalausgabe: *Wie erlangt man Erkenntnisse der höheren Welten?* [1904/05], heute: GA 10, 25. Aufl. Basel 2018.

70 *Achtundzwanzig Prozent Kieselsäure … achtundvierzig*

Prozent Sauerstoff: Siehe den Eintrag «Erdrinde» in: *Handwörterbuch der Naturwissenschaften*, hrsg. von E. Korschelt et al., Bd. III, Jena 1913.

74 *wenn demnächst das Buch erscheinen wird:* Rudolf Steiner, Ita Wegman: *Grundlegendes für eine Erweiterung der Heilkunst nach geisteswissenschaftlichen Erkenntnissen* erschien im September 1925 (heute GA 27, 8. Aufl., Basel 2014).

Vortrag, London, 29. August 1924

91 *Viscum pini oder Viscum mali:* Benannt jeweils nach dem Wirtsbaum, der Kiefer (Pinus) bzw. dem Apfelbaum (Malus).

102 *eine erste Bearbeitung durch das Buch:* Siehe Hinweis zu S. 74.

STICHWORTVERZEICHNIS